荣 获

◎ 第七届统战系统出版社优秀图书奖

◎ 入选原国家新闻出版广电总局、全国老龄工作委员会
办公室首届向全国老年人推荐优秀出版物名单

◎ 入选全国图书馆 2013 年度好书推选名单

◎ 入选农家书屋重点出版物推荐目录（2015年、2016年）

名医与您谈疾病丛书

泌尿系结石
（第二版）

学术顾问◎钟南山 陈灏珠 郭应禄 王陇德

总　主　编◎葛均波 张雁灵 陆　林

执行总主编◎夏术阶 李广智

主　编◎夏术阶 鲁　军

中国健康传媒集团
中国医药科技出版社

内 容 提 要

本书采用问答的形式系统介绍了泌尿系结石的防治知识，包括病因、症状、诊断、治疗、预防保健等。全书内容丰富，通俗易懂，可供患者及家属、基层临床医生阅读参考。

图书在版编目（CIP）数据

泌尿系结石/夏术阶，鲁军主编.—2 版.—北京：中国医药科技出版社，2021.1
（名医与您谈疾病丛书）
ISBN 978-7-5067-9995-9

Ⅰ.①泌… Ⅱ.①夏… ②鲁… Ⅲ.①泌尿生殖系统—结石（病理）—防治—问题解答 Ⅳ.① R691.4-44

中国版本图书馆 CIP 数据核字（2018）第 030585 号

美术编辑　陈君杞
版式设计　南博文化

出版　**中国健康传媒集团** | 中国医药科技出版社
地址　北京市海淀区文慧园北路甲 22 号
邮编　100082
电话　发行：010-62227427　邮购：010-62236938
网址　www.cmstp.com
规格　710×1000mm $^1/_{16}$
印张　11
字数　142 千字
初版　2009 年 4 月第 1 版
版次　2021 年 1 月第 2 版
印次　2023 年 4 月第 2 次印刷
印刷　三河市万龙印装有限公司
经销　全国各地新华书店
书号　ISBN 978-7-5067-9995-9
定价　35.00 元

获取新书信息、投稿、为图书纠错，请扫码联系我们。

《泌尿系结石》

编委会

主　　编　夏术阶　鲁　军

副主编　邵　怡　张　捷　朱轶勇

编　　委　（按姓氏笔画排序）

朱轶勇　刘晓宇　刘海涛

阮　渊　孙　丰　孙晓文

李　登　李科威　李维国

肖英龙　张　云　张　捷

张定国　陈　磊　陈辉熔

邵　怡　卓　见　赵　炜

赵福军　荆翌峰　蒋君涛

韩邦旻　鲁　军

出版者的话

党的十八大以来，以习近平同志为核心的党中央把"健康中国"上升为国家战略。十九大报告明确提出"实施健康中国战略"，把人民健康放在优先发展的战略地位，并连续出台了多个文件和方案，《"健康中国2030"规划纲要》中就明确提出，要加大健康教育力度，普及健康科学知识，提高全民健康素养。而提高全民健康素养，有效防治疾病，有赖于知识先导策略，《名医与您谈疾病丛书》的再版，顺应时代潮流，切合民众需求，是响应和践行国家健康发展战略——普及健康科普知识的一次有益尝试，也是健康事业发展中社会治理"大处方"中的一张有效"小处方"。

本次出版是丛书的第三版，丛书前两版出版后，受到广大读者的热烈欢迎，并获得多项省部级奖项。随着新技术的不断发展，许多观念也在不断更新，丛书有必要与时俱进地更新完善。本次修订，精选了44种常见慢性病（有些属于新增病种），病种涉及神经系统疾病、呼吸系统疾病、消化系统疾病、心血管系统疾病、内分泌系统疾病、泌尿系统疾病、皮肤病、风湿类疾病、口腔疾病、精神心理疾病、妇科疾病和男科疾病等，分别从疾病常识、病因、症状表现、诊断与鉴别诊断、治疗和预防保健等方面，进行全方位的解读；写作形式上采用老百姓最喜欢的问答形式，活泼轻松，直击老百姓最关心的健康问题，全面关注患者的需求和疑问；既适用于患者及其家属全面了解疾病，也可供医务工作者向患者介绍病情和相关防治措施。

　　本丛书的编者队伍专业权威，主编都长期活跃在临床一线，其中不乏学科带头人等重量级名家担任主编，七位医学院士及专家（钟南山、陈灏珠、郭应禄、王陇德、葛均波、陆林、张雁灵）担任丛书的学术顾问，确保丛书内容的权威性、专业性和前沿性。本丛书的出版不仅是全体患者的福音，更是推动健康教育事业的有力举措。

　　本丛书立足于对疾病和健康知识的宣传、普及和推广工作，目的是使老百姓全面了解和掌握预防疾病、科学生活的相关知识和技能，希望丛书的出版对于提升全民健康素养，有效防治疾病，起到积极的推动作用。

中国医药科技出版社

2020年6月

序

随着我国经济发展与社会进步，人们对健康的重视程度不断提升，对健康知识的需求日益增长。但是科普读物的数量和种类与普及推广工作还不能满足大众需求，尤其是涉及泌尿外科学、男科学领域。由于受传统思想的影响，对于泌尿外科与男科疾病，有些人不愿因其就医或谈起，以至于延误诊疗，所以泌尿外科与男科学领域的科学普及工作尤其必要，任重道远。

为积极响应国家2030健康中国的宏伟战略，以夏术阶教授为代表的泌尿外科、男科专家团队及时出版了一系列泌尿外科、男科学科普书，具有重要意义。通过科学普及工作让大众了解人体生理特征与疾病的基础知识，及时抓住疾病的预警信号，比如通过读科普书懂得了血尿意味着什么，从而做到及时就医，合理诊治。

泌尿外科与男科学是一门研究泌尿外科疾病以及男性生殖系统结构、功能及其生理和病理过程的学科，涉及疾病广泛。从生理到病理，从诊断到治疗，认识泌尿外科与男科疾病的特点是一个复杂的过程。但是作者们以深入浅出、通俗易懂的文笔，流畅地阐明了相关疾病的病因、诊断、治疗、随访等患者关切的问题。作者们还特别重视从非医学人群中收集大家关心或想知道的疾病相关问题，这使得这套书更具有实用性和可读性。

本套科普书，适应形势，观念较新，注重实用，为推动泌尿外科及男科学知识的普及做出了实实在在的贡献。作者们三易其稿，删繁就简，反复斟酌。可谓：其文简，其义博，其理奥，其趣深，为大众奉上一份饱含心血的读物。因此，向大家推荐此书。

中国工程院院士
中华医学会泌尿外科学分会名誉主任委员
中华医学会男科学分会名誉主任委员

郭应禄

2020年2月26日

前言

　　尿石症已经成为危及我国人民健康的常见泌尿系统疾病之一。最新全国泌尿系结石流行病学调查发现，全国人口标化患病率为6.06%，其中男性为6.85%，女性为5.25%，并且呈上升趋势。据调查，在这些尿石症患者中，复发率高是其重要特点之一，治疗后有超过一半的结石患者会在5~10年内复发。尿石症具有高发病率、高复发率和不可预测性特点，多发生于青壮年，给患者、医疗保健系统和社会造成巨大影响。尿石症患者本人的健康意识和正确对待疾病的态度，对于疾病的预防、治疗和预后具有重要意义。这些不仅仅是医务专业人士的任务，更是摆在全社会每个人面前的紧迫任务。

　　因此，编者希望通过《泌尿系结石》这本科普书，能解答泌尿系结石患者关切的相关问题，比如"为什么长泌尿系结石""得了泌尿系结石有哪些危害""泌尿系结石有哪些治疗方法""怎样预防泌尿系结石"等。全书采用一问一答的形式，利于读者快速查找自己感兴趣的话题。树立正确的健康观念是维系健康的重要一环，这本书也是我们作为医务一线人员回报所有尿石症患者关心和支持的体现。由于存在个体差异，书中涉及的药物服用方法仅供参考，请在专业医生指导下用药。

　　编者真诚地感谢阅读本书的所有读者。患者是医者的老师，患者的发问鞭策着医者更加努力地工作和学习。与此同时也十分感谢组织编写本书的中国医药科技出版社，感谢他们的辛勤劳动。他们提出许多修改意见和建议，使得本书更贴近实际，更具有可读性。最后我们也真诚欢迎我们的患者朋友、我们的读者，针对本书存在的不足提出宝贵意见，以便再版时进行修改完善。

编　者

2020年2月

目录

常识篇

病 因 篇

症 状 篇

诊断与鉴别诊断篇

治 疗 篇

预防调护篇

常识篇

哪些结石属于泌尿系统结石？

人体内形成的结石最常见于消化系统和泌尿系统。如胆结石、肾结石等。"胆结石"通常是胆囊结石的简称。另外，肝脏的胆管系统内、胰腺的导管内都可以形成结石。

泌尿系统结石是指泌尿系统腔道内形成的结石，包括肾结石、输尿管结石、膀胱结石、尿道结石等。另外，前列腺、精囊腺等男性附属性腺内也可形成结石。从严格意义上讲，前列腺结石、精囊结石的形成机制、性质等与肾结石等常见的泌尿系统腔道内的结石不同，不属于泌尿系统结石，但这些部位的结石有可能引发一些泌尿系统的症状，在此也做简单介绍。

临床上，通常将泌尿系统结石分为上尿路结石和下尿路结石两类。

上尿路结石包括肾结石和输尿管结石。

下尿路结石包括膀胱结石、尿道结石。膀胱结石包括原发性膀胱结石和继发性膀胱结石。原发性膀胱结石多见于男孩，与营养不良和低蛋白饮食有关；继发性膀胱结石常见于良性前列腺增生、尿道狭窄、膀胱憩室、神经源性膀胱、膀胱内异物、长期留置导尿管及膀胱造瘘管者。有些肾结石、输尿管结石排至膀胱后未能经尿道排出体外，亦为膀胱结石的原因之一。

前列腺结石：是指在前列腺管或（和）腺泡中形成的结石。前列腺结石常为多发结石，大多症状不明显，如有症状，则常由并发的前列腺增生、尿道狭窄及慢性前列腺炎所引起。

精囊结石：是指原发于精囊腺内的结石，罕见。

泌尿系的上尿路和下尿路是怎样分的？

泌尿系统由上而下包括了肾脏、输尿管、膀胱和尿道。我们将肾脏和输尿管称为上尿路，膀胱和尿道成为下尿路。

上尿路可以细分为肾盏、肾盂、肾盂输尿管连接部、输尿管上段、输尿管中段、输尿管下段（含输尿管膀胱壁间段）。夏术阶教授更是将这一划分方法同实际临床相结合，在国际上首次提出输尿管的"三段四分法"，提出将输尿管上段进一步划分为高、低两段，提出对于接近输尿管肾盂交接部的高段结石宜采用腹腔镜下切开取石，对于其余部位的输尿管结石宜采用输尿管镜碎石技术。

下尿路可以细分为膀胱、尿道前列腺部（男性）、尿道球膜部和悬垂部（男性）。

这样的划分方法一方面是由泌尿系统的解剖特点所决定的，另外一方面也同疾病的特点和临床的治疗有关。

泌尿系统的结石由哪些成分组成？

泌尿系统结石由晶体和基质两类物质组成，其中晶体占主要组成部分。目前常见的晶体成分为草酸钙、磷酸钙、尿酸、胱氨酸等。临床上，结石常以晶体成分而命名，如草酸钙结石、磷酸钙结石、尿酸结石、胱氨酸结石等。

磷酸盐结石一般在碱性尿液中形成，而尿酸盐、胱氨酸盐结石一般在酸性尿中形成。而最常见的草酸盐结石则在生理 pH 尿中形成。一般来说无感染性结石多为草酸盐结石，尿酸盐结石，而感染性结石一般为磷酸盐结石。大多数结石在X线平片上能显影，称为X线阳性结石，如草酸钙、磷酸钙结石。而尿酸结石在X线片上不能显影，故称为X线阴性结石。

一般来说，肾脏和输尿管内的结石一般以草酸钙和磷酸钙为主，而膀胱结石则以尿酸盐和磷酸盐成分为主。

组成结石的另一种成分为基质。它是一种黏蛋白复合物，来源于肾小球滤过液、肾小管分泌物、间质组织和细菌等。基质由蛋白质、糖类、无机矿物质和水组成。各组结石中基质的元素组分比较恒定，含氮10%，碳58%、氧24%和氢7%等。

如何判定不同化学成分构成的结石？

不同化学成分的结石，有着截然不同的特点。

草酸钙结石是最常见的无感染时的结石，占所有结石的80%~84%。表面平滑但质感粗糙，呈黄褐色或古铜色。男性患者居多，常伴有明确的家族史。尿液沉渣试验常有草酸钙结晶发现。

尿酸结石表面光滑，鹿角型多见，颜色棕色且质地坚硬，特点是在X线摄片上模糊不清或不能完全显现。男性患者居多，特别是常在痛风患者中高比例呈现，通常也有家族史，占了结石的6%~10%。

磷酸钙结石略少于尿酸盐结石，结石呈白色，表面粗糙，有各种表达形态，特点是在碱性尿液中形成，青壮年居多。如有家族史则要加倍提防。

胱氨酸结石不到2%，常在酸性尿液中形成，沉渣内可见到结晶。结石颜色呈现黄色或白色，且多为圆形。

磷酸铵镁结石同尿酸结石比例大致相等，结石黄色或灰色，成鹿角状或树枝状，特点是质地较软，女性中比例高于男性，尿液沉渣试验可见磷酸铵镁结晶。

黄嘌呤结石很少可以见到，结石色白或黄棕色，质地脆弱，X线不能穿透，一般在酸性尿液中形成。

由以上描述可以知道，尿酸盐、胱氨酸结石在酸性尿液中形成，磷酸盐、碳酸盐结石在碱性尿液中形成，草酸盐结石在生理 pH 尿液中形成，这也是其最为常见的原因之一。

什么样的工作容易使人长结石？

职业环境因素在泌尿系结石中占有很重要的作用，在不同的职业和社会等级人群中，结石的发病率存在明显的差别。在欧美等较发达国家，泌尿系结石已经是常见病，在生活富裕的人群中，其发病率所占的比重更高，反之亦然。

根据流行病学数据显示，在从事高温作业、脑力劳动及特殊职业的人群中，结石的发病率相对较高。

（1）高温环境内的工作：炼钢工人、厨师、烧火以及暴露作业的人群中，因为高温环境下出汗多，机体脱水和尿液浓缩等因素的作用，是其结石发病率显著增加。

（2）行政管理人员、教师、办公室工作的多以脑力劳动为主人员的结石发病率高于体力劳动的人。调查显示，在各种脑力劳动为主的职业中，船舶工程师发病率最高。这可能与脑力劳动人群中活动明显少，引起生活习惯、代谢异常等因素的变化，而导致结石的发病率增加。医生结石的发病率也比农民、建筑工人及伐木工人高，尤其是外科医生患泌尿系结石比较多见。

（3）特殊职业：接触重金属的职业人群，由于导致机体代谢发生异常，引起泌尿系结石发病率升高。如电池制造工人，接触金属镉的机会很多，可以增加结石发生的危险性。调查显示，接触镉的剂量与结石的发生存在正相关性，即存在剂量—反应关系。在铅矿区血铅水平增高的人群中，泌尿系结石的发病率也较其他职业人群高，提示铅是泌尿系结石发生的促进因子。接触重金属人群中结石发病率高的机制可能是重金属通过肾脏排泄，造成肾小管基底膜的损伤，导致钙磷代谢的异常，利于矿物质性质的晶体的沉淀和结晶。此外，有研究发现，飞行员的上尿路结石发病率是普通人群的4~10倍，分析原因可能与飞行员饮食结构中包含较多的动物蛋白有关。宇航员在太空飞行期间，因为高蛋白饮食，活动减少，饮水较少，尿液易浓缩，同时在失重状态下尿液中的磷酸盐和草酸盐代谢发生障碍，处于过饱和状态，尿液pH降低，容易引起草酸盐和尿酸盐结石的发生。

年龄和结石有怎样的关系？

结石的发病、病理以及临床表现在不同年龄中存在着很大差异，老年人及儿童的泌尿系结石有他自身的特点。据世界卫生组织流行病学调查，老年人尿结石占到泌尿系结石患者的10%~12%，而在我国，根据最新的流行病学资料显示，老年人结石发病率较青壮年低。随着B超等影像学检查技术的发展，近年老年人结石的检出率增高，因此，老年人结石的发病率有增高趋势。

相比较与青壮年泌尿系结石，老年人结石与普通结石在病因、病理、临床诊断及治疗上有很多的共同点，但也有自己的一些特点。老年人结石的发病与遗传、气候、环境等多个方面相关，且与生活习性、代谢障碍及伴随疾病有着密切的关系。

随着年龄的增大，各种伴发疾病的增多，老年人活动能力的下降以及长期的卧床，会使老年人骨溶解增加，引起尿钙水平的增加，易于结石的形成。老年人尿路感染、前列腺增生等疾病引起的下尿路梗阻，都使泌尿系结石的发生率增加。而儿童泌尿系结石的发病原因十分复杂，尚无一种假说可以完全予以解释清楚。但随着经济的发展，人们生活水平和生活质量的改善，儿童泌尿系结石的发病也呈现出一定的变化和特点：膀胱结石的发病率显著降低，而上尿路结石的发生率相对增加。整体上分析，可以将儿童泌尿系结石的病因分为营养因素，感染因素，代谢因素，地理因素、解剖及遗传因素和特发性因素等几大类。上述何种因素在儿童结石发病中占主要地位，尚存在很大争议。

老年人结石的病因有哪些？

代谢性疾病引起的一系列机体代谢异常是老年人结石发病的主要原因之一。按照病因可以分为三类。

（1）低枸橼酸性尿：这可能与年龄依赖性肾功能减退相关，这在老年患者中十分普遍。由于枸橼酸可使尿液中的钙离子呈过饱和状态，阻止了钙的沉淀，具有预防结石形成的作用，因此，老年人尿液中较低的枸橼酸浓度易于结石的形成。

（2）甲状旁腺功能亢进症：甲状旁腺激素可以促使人体骨细胞的裂解，血磷排泄增加以及肠道钙离子吸收增加，使尿钙增高，尿液中的钙过饱和，容易导致结石形成。据统计，老年女性在绝经后雌激素不足患甲旁亢的几率大大增加。因此，对老年人反复泌尿系结石发生的患者，甲状旁腺激素的检查是必要的。

（3）高尿酸血症和高尿酸尿症：流行病学调查显示，血清尿酸随着年龄的增长而增加。高尿酸尿症使尿液长期处于酸性状态，利于尿酸盐的沉淀和结晶，从而引起尿酸性结石发病率的增加。

儿童结石常见吗？

随着三聚氰胺事件的曝光，儿童肾结石越来越受到关注。其实儿童肾结石也是比较常见的，但由于儿童肾结石往往较小，一般产生症状的患儿较少，往往是在就诊其他疾病时发现的，儿童肾结石发病率没有统一的说法，其症状主要是血尿和疼痛，但仅占1/3的患儿。

儿童结石主要与补钙有关，过度补钙是肾结石发生的重要原因，结石成分主要是钙结石。正常剂量的补钙有助于儿童的生长发育，但是人体对于钙的吸收是有限的，尤其是婴幼儿。过多的钙造成钙的沉淀，从而造成结石形成。目前家庭补钙主要通过食用奶粉、补充鱼肝油、维生素D等方式，任意一种过度食用，都会导致过度补钙，这样非但多余的钙吸收不了，同时还会促使结石形成。

有些家庭给婴儿冲奶粉用矿泉水，其实配方奶粉中孩子发育所需要的矿物质已经足够了。过多的矿物质孩子不能负担。还有一些地方水质过硬，长期饮用也易形成肾结石。因此，可将自来水沉淀一段时间后烧开再饮用，或加装净水装置。其他如摄入高蛋白质、高嘌呤、高热量、低纤维素的饮食，也容易形成结石。有的家长为了提高孩子的免疫力而大量补充维生素C，如维生素C泡腾片等，也容易造成儿童尿路结石。

因此，儿童期间补钙固然重要，但也应该适度，要给儿童均衡补钙。同时要多喝水，多吃新鲜蔬菜和水果，多运动，促进已有结石的排出。

尿道结石和性别有关吗？

尿道结石是泌尿系统常见的结石疾病，男性发病率为女性发病率的3~9倍，原发性尿道结石较少见，由于尿道是人体尿液排出体内的必经之路，故大部分尿道结石是肾脏、膀胱结石经尿液排出时嵌于尿道所致，也有少数发生于尿道狭窄、尿道异物或开口于尿道的憩室中的原发性尿道结石。男性的发病率远高于女性，其原因除了与男女之间不同的内分泌环境相关以外，更是和男性与女性尿道不同的生理解剖密切相关，以下就分别从男性与女性尿道不同的解剖与生理构造来探讨一下尿道结石在不同性别间发病率的差异。

男性尿道为一细长的管状器官，全场约16~22cm，平均直径为0.5~0.6cm，尿道内腔除排尿和射精时扩张外，平日处于关闭状态。男性尿道全场存在3个生理狭窄，即尿道内口、尿道膜部和尿道外口，此外，男性尿道还存在三个生理弯曲，阴茎非勃起时有耻骨下弯和耻骨前弯。而女性尿道则较男性短，仅长3~5cm，直径明显较男性宽，约为0.6cm，走行方向几乎成一直线，朝向前下方。由此可见，男性尿道明显长于女性尿道，其弯曲程度也较女性尿道更复杂，而其宽度即尿道直径却普遍小于女性尿道，男性尿道更是与生俱来有三个生理狭窄，男性尿道的狭长使其发生后天性狭窄的几率较女性明显增大，而且当尿道内进入异物时，其发生嵌顿的情况也会明显增多，各段尿道发生憩室的概率也会增加，男性尿道的这些先天"劣势"使发生于尿道狭窄、尿道异物或尿道憩室的原发性结石的可能性较女性大大增加，而原发于肾脏、输尿管或膀胱的结石经由尿道排出时，由于男性尿道狭长、弯曲，直径较大、形状不规则的结石很容易嵌顿于尿道中，形成继发性尿道结石，男性尿道三个生理狭窄则是结石最容易停留的位置。相对于男性尿道，女性尿道则有着众多的优势，其长度仅为男性的1/5~1/6，各个部分直径都较男性尿道大，没有生理狭窄，发生后天性狭窄的几率也非常小，且女性尿道走行单一，由膀胱颈部至尿道外口几乎成一直线，这些优势使女性尿道发生原发性结石的几率极小，且原发于上尿路及膀胱的结石下行经尿道时，直径较小的结石很容易通过短而直的尿道，直径较大或形状不尽规则的结石即使暂时嵌于尿道，使用腹压憋力排尿也大多可以经尿道排出。

综上所述，虽然泌尿系结石的发病率男性略高于女性，但对于尿道结石，男性患者的比例却远高于女性，究其原因，除了男性稍高于女性的原发上尿路结石下排使尿道结石的发病率高于女性之外，更主要的是由男性尿道较女性尿道更为复杂的生理解剖结构造成的，男性尿道狭长弯曲的特点，不仅使原发性尿道结石的发病率远高于女性，罹患继发性尿道结石的概率也明显较女性为高，因此，尿道结石发病率的性别差异也就显而易见了。

尿道结石是怎么回事？

尿道结石是一种少见的结石疾病，会导致患者尿道的堵塞、排尿疼痛等症状。导致尿道结石的原因很多并且形成病因十分复杂。归纳起来，与全身代谢、泌尿系局部感染和饮食因素有密切关系。

一般尿道结石分为代谢性结石和感染性结石。尿液含有很多种成分、大体上可分为晶体和胶体物质，晶体物质包括草酸钙、磷酸钙、磷酸镁铁、尿酸、尿酸盐、黄嘌呤和胱氨酸等，胶体物质主要是指黏蛋白和黏多糖类。结石形成时，先有一个核心，然后尿中晶体和胶体围绕这一核心沉积增大而成。细胞碎屑、血块、坏死组织、细菌以及体外异物均可作为核心而形成结石。

尿道结石的形成还可分为原发性和继发性两类：①原发性尿道结石：指开始就在尿道内生成的结石，尿道狭窄、感染、尿道旁腺囊肿、黏膜损伤、憩室及异物等为其病因。②继发性尿道结石：指结石先在尿道上方的泌尿系统中形成后排入尿道并停留在尿道内，多停留在尿道生理膨大部位及狭窄部的近侧，故尿道结石多见于尿道前列腺部、球部、阴茎部、舟状窝及尿道外口处。

泌尿系结石有哪些危害？

亲爱的读者朋友，在日常生活中，您可能经常接触到这样的词汇"肾结石""输尿管结石""膀胱结石"等等。是的，在医学上，这些都统称为泌尿系结石。泌尿系结石是泌尿外科的诊疗内容，也是泌尿外科的常见病、多发病。那么，泌尿系结石的危害主要有哪些呢？

简单地讲，泌尿系结石的危害包括以下几个方面：疼痛、出血、梗阻、感染、诱发恶变。以上几点并不是孤立的，而是互相影响、互相演化的。

结石达到一定大小以后，接触、摩擦并刺激肾盂或输尿管黏膜，引起输尿管的剧烈蠕动，从而出现绞痛症状。当绞痛发作时，患者往往坐立不安、呻吟不已，严重时甚至面色苍白、脉搏细速，并伴有恶心呕吐、腹胀便秘等症状。另一方面，肾盂和输尿管的结石如果堵塞了尿液流出的通道并引起梗阻，则会引发患者在患病一侧的腰背部长时期的酸胀感、隐痛及钝痛等表现。

类似的，结石和输尿管、肾盂、膀胱黏膜的摩擦也会引起出血，这就是为什么泌尿系结石患者在尿检时会发现血尿的原因。但是一般的，结石引起的血尿并不严重，在造血功能正常的情况下也大多不会引起贫血，所以泌尿系结石患者一般不必为血尿而恐慌。

梗阻和感染是肾结石和输尿管结石常见的并发症。肾盂和输尿管是尿液流向膀胱的唯一通道，因此，结石的存在极有可能堵塞了这一通道，从而引起尿液完全或部分的梗阻在结石的上游。俗话说流水不腐，当出现梗阻时，极易并发感染。同时梗阻也会损害肾脏功能，导致肾积水，如果进行性恶化，那么梗阻一侧的肾脏会最终失去功能。

此外，结石的存在也是泌尿系肿瘤如肾盂癌、输尿管癌及膀胱癌可能的诱因之一。

肾脏内不同部位和类型的结石危害相同吗？

肾脏内不同部位和类型的结石危害是不相同的，肾脏内结石主要分为肾实质结石和肾盂、肾盏内结石。小的肾实质内结石对身体的影响不大，一般不会引起腰痛、血尿等症状，但是随着结石的长大，会压迫周围的肾组织，导致肾组织的萎缩，更严重的是长期存在的结石可能会滋生细菌，引起机体的感染。肾盂、肾盏结石对身体的影响更明显些。在肾盏中的结石如果随着身体的运动不巧堵在了肾盏的开口处，会导致肾盏内的压力升高，引起腰胀、腰痛等不舒服的感觉。同样，随着结石的长大，长期的堵塞会导致肾盏的扩张，积水。但是从对整个肾脏的影响来说，肾盏结石要比肾盂结石小。肾盂结石、特别是肾盂内位于肾盂输尿管交界处的结石对身体的危害性最大，急性梗阻时会表现为突然发作的腰背部疼痛，疼痛剧烈，有时候疼痛还会蔓延到腹部和大腿内侧。这就是我们常说的一种疾病：

"肾绞痛"。长期的慢性梗阻，会引起肾脏积水，而随着梗阻时间增加，积水越来越严重，正常的肾脏组织越来越少，如果不能及时地改变这种情况，肾脏最终会成为一个"大水囊"，这时候这个肾脏的功能就完全丧失了，在临床上经常会遇上这种情况，所以提醒读者注意，千万不能小瞧了肾脏结石的危害啊。有结石的患者一定要定期到医院检查，最简单方便的检查就是B超，通过B超可以观察结石的大小和位置的变化，必要时能及时地进行处理。

结石为什么会引起肾积水？

肾脏的主要功能主要是分泌尿液，而我们尿路的主要功能则就如同下水管道般排泄尿液。结石引起肾盂积水这个过程，常可比喻为家里由于下水管道堵塞而造成屋子里"水漫金山"。但值得注意的是，不同的结石所引起的梗阻积水程度也是不同的，如肾结石常引起尿路部分梗阻所引起的肾盂积水程度较轻。而输尿管结石常常能引起完全性尿路梗阻，有时较小的结石也可完全阻塞输尿管，造成严重的尿路梗阻症状，从而可能发生不可逆转的肾盂积水，积水扩张的肾盂肾盏不同程度地压迫肾实质造成肾实质缺氧、坏死，影响肾功能，有的巨大肾盂积水可充满整个腰腹部，甚至突向对侧。另外，少数患者发生双侧输尿管结石容易堵塞双侧尿路造成双侧肾盂积水，若不及时解除梗阻则可发生双侧肾功能损伤，甚至发生尿毒症。

泌尿系统的结石和积水，哪一个危害更大？

当米粒大小的小结石，在掉落入输尿管时，往往引起严重的输尿管梗阻，除了引起肾绞痛这一明显的症状外。对于人体的更大危害是引起肾脏积水，可能影响肾脏功能。短期的输尿管结石引起的梗阻，及时解除后，暂时性的肾脏积水多可恢复，不会对肾脏功能造成危害。但如果梗阻持续存在，会逐渐形成更大的肾积水，肾脏不断扩张，肾脏皮质不断变薄，各肾盏可能形成一个多房性的水囊，从而最终影响肾脏功能，造成肾脏功能的永久性损害。此时即便解除了梗阻因素，因为肾脏本身发生了改变，肾脏积水，肾脏形态和肾功能也无法完全恢复。

引起腰痛的原因有哪些？

在日常生活中，经常有人诉说自己腰部疼痛，那么引起腰部疼痛原因有哪些呢？一般为泌尿生殖系疾病和腰部运动系统慢性损伤性疾病引起的。

泌尿生殖系疾病发生在腰部的疼痛称为肾区疼痛，按疼痛性质可分为绞痛、剧痛及钝痛。

肾区绞痛：常有人突然感到腰部剧烈绞痛，辗转不安，伴有恶心、呕吐、腹胀及小便颜色发红，严重的出现晕厥或休克。疼痛常从腰部向下腹部、外阴部延伸。常为阵发性，一部分人持续时间不长就自行缓解了，但大部分人需要到医院就诊止痛治疗，并且可能在一段时间内反复发作。这些多由肾结石和输尿管结石引起的。

肾区剧痛：一侧或双侧肾区剧烈疼痛，有时伴畏寒、发热、恶心等。这种多由炎症引起，常见于肾脓肿、肾周围感染、急性肾盂肾炎、急性间质性肾炎等。

肾区钝痛：一侧或双侧肾区酸胀不适的疼痛，常在病侧腰区，持续性疼痛，活动或震动后疼痛加重。多见于肾积水、多囊肾、肾结核、肾肿瘤等。

腰部运动系统慢性损伤引起的腰痛多为腰部酸胀痛，常有坐骨神经痛等，一般由腰肌劳损和椎间盘突出、骨质疏松等引起。

所以腰部疼痛莫轻视，及时就医是关键。

结石引起肾绞痛应该怎么办？

对于可以忍受的轻微疼痛患者可在家中自行口服一些止痛类药物（如阿司匹林、扑热息痛、吲哚美辛等）及大量饮水、适当休息、缓解疼痛不适。若疼痛难以忍受，则应尽早至医院就诊以免耽误病情。

为什么结石发作引起疼痛，使用止痛药后还会反复疼痛？

结石发作时引起的疼痛称为"肾绞痛"，肾绞痛发作时疼痛剧烈，呈刀割样，严重时疼痛程度甚至可以超过分娩、骨折、创伤、手术等。当肾绞痛发作时，患者通常难以忍受，需要到医院进行"止痛"治疗。有些患者在使用止痛药物后，还会出现反复的疼痛，这是什么原因呢？

首先，我们来了解一下肾绞痛的发病机制。肾绞痛的发生，是由于结石在肾盂、输尿管内急促移动或突发嵌顿，导致上尿路急性梗阻，由于管腔内壁张力增加，这些部位的疼痛感受器受到牵拉后引起剧烈疼痛；输尿管或肾盏壁水肿和平滑肌缺血使炎症递质增加，激活了更多的疼痛感受器，进一步加重了痛感。疼痛程度取决于患者的痛阈、感受力、梗阻近侧输尿管和肾盂压力变化的速度和程度等。输尿管蠕动、结石移动、间断性梗阻均可加重肾绞痛。因此，在肾绞痛治疗上，通常需要几种药物联合应用，以达到解除输尿管痉挛，降低肾盂内压力，阻止炎症介质的释放以及镇痛的作用。但是，只要结石尚未从输尿管排出，随着输尿管的蠕动和结石的移动，就极有可能再次造成梗阻，重复上述病理过程，也就造成了肾绞痛再次发作。

为了减少肾绞痛的发作，需要每日大量饮水，一方面尽快将结石冲出，并且尿液增多使得输尿管扩张，减少结石嵌顿的机会和嵌顿的程度。扩张输尿管的药物有两类，一类为 α 受体阻滞剂，最常用的为坦索罗辛，推荐每日服用0.2~0.4mg；另一类为钙离子通道拮抗剂，最常用为硝苯地平，推荐剂量每日5~10mg。另外，祖国医学中有许多中成药也对排石和扩张输尿管有一定效果。

剧烈腰痛后有血尿或浑浊尿是怎么回事？

有肾结石或输尿管结石的患者，当肾绞痛急性发作的时候，会出现突然的、剧烈的腰背部疼痛。疼痛发作时最常见的伴随症状是血尿。血尿往往呈西瓜水色、茶叶水色或洗肉水色。有时从排尿开始到排尿结束都能看见肉眼血尿，但多数患者表现为显微镜下血尿。血尿的原因是由于结石在肾脏或输尿管内移动，摩擦黏膜使黏膜下的毛细血管破裂出血所造成的。因此，剧烈腰背部疼痛后出现肉眼血尿或显微镜下血尿，往往提示有肾结石或输尿管结石疾病的存在。

如果结石病程较长伴有梗阻，常常会继发尿路感染，可有尿频、尿急、尿痛等症状，严重时排出的尿液十分浑浊，呈淘米水色，这时患者往往伴有发热、怕冷等表现，化验尿液中有大量脓、白细胞，严重时可以继发急性肾盂肾炎或肾积脓，这时需要患者立即就诊，进行积极抗感染治疗的同时，尽快解除结石引起的梗阻，保持引流通畅，否则有发展成为败血症或脓毒血症的危险，危及生命安全。

泌尿系结石不引起疼痛就不需要治疗吗？

众所周知结石发作通常伴发剧烈的腰背部绞痛，需要到医院急诊处理。而我们日常健康体检所发现的结石通常并未引起疼痛，这类结石是否就不需要治疗呢？

对于这个问题需要具体情况具体分析。①大部分小于6mm的结石自行排出体外的可能性大，这部分结石如果不引起腰背疼痛及肾脏输尿管积水扩张，可根据患者的意愿采用观察或药物联合多饮水及增加运动的方法来促进结石的排除；②一些较大的结石（6~20mm），虽然未引起疼痛，但此类结石一旦移位，有导致泌尿道梗阻而导致肾脏输尿管积水扩张的风险，建议积极治疗，可根据实际情况选择药物排石、体外冲击波碎石、输尿管镜、输尿管软镜碎石等方法进行治疗。值得一提的是，近年来电子输尿管软镜在治疗此类结石方面显示出巨大的优势，具有创伤小、痛苦小、效果好等优点；③当结石直径大于20mm时通常上述治疗方法效果差，此类患者可选择行经皮肾镜碎石的方法进行治疗。需要特别指出的是，如果患者依从性好，此类结石可行多次电子输尿管软镜激光碎石，可达到较好的结石清除率。④有些时候当肾脏结石移位并在肾盏颈或输尿管某一位置崁顿时，患者并无腰痛的症状，此类患者若发现结石崁顿，建议及时治疗，否则有梗阻加重进而破坏肾功能的风险。

肾脏结石和输尿管结石疼痛消失就等于疾病痊愈了吗？

有些患者在肾绞痛缓解后就不再积极治疗，也不去医院检查结石是否已排出，大多数人都抱有只要不再发生肾绞痛就无大碍的想法听之任之，也不去医院做进一步检查来明确是否要处理结石，等到自觉不适再来医院检查的时候往往为时已晚，可见小小的结石如果不及时处理也会引起相当严重的后果。那么结石怎么会引起如此严重的后果呢？首先，结石梗阻导致尿路堵塞进而产生不同程度的肾积水，如果不及时处理堵塞尿路的结石，肾积水会进一步加重，可造成肾功能的减退，严重者可导致肾脏完全失去功能；如果双侧尿路都有梗阻而没有及时处理，则会导致急性肾功能衰竭，严重者甚至会有生命危险；其次结石表面粗糙不平，对尿路上皮黏膜损伤可导致血尿发生，而长时间刺激尿路上皮黏膜则有诱发癌变的可能；再者结石作为异物可导致顽固性尿路感染的发生，而感染又会加速结石的形成，同时对肾实质也有一定的损伤，严重者可导致肾脏积脓，如果处理不当会造成严重的败血症甚至感染性休克的可能。所以对疼痛消失的结石绝对不能掉以轻心，应及时门诊随访彩超或静脉肾盂造影来明确结石的位置和大小，避免因小结石而引起的大问题。

体检报告里出现"肾脏结晶"怎么办？

亲爱的读者朋友，当您拿到体检的B超报告上面写着"肾脏结晶"这样的字眼时，你可能一脸疑惑。什么是肾结晶，应该怎样解读，又应该怎样处理呢？让本书来告诉你。

一般的，直径小于3mm（亦有认为小于2mm）的肾脏结石在医学上称为肾脏结晶。它是较大结石的早期阶段。因此肾脏结晶的发生与肾结石的发生原因一样，是遗传、环境、饮食、生活习惯等多种因素的共同结果。肾脏结晶大多在体检B超时被发现。也有部分患者因为患侧腰痛等不适就诊时发现。

大部分的肾脏结晶可以通过保守治疗排出体外。保守治疗的方法包括增加饮水、服用排石中药、增加运动等。结晶的排出与否同它自身的位置有一定关系。一般的，肾脏上盏和中盏的结晶要比肾脏下盏的结晶排出的机会更大一些。肾脏结晶在排出时可能会引起症状，如疼痛、轻微血尿、尿路刺激症状等。

虽然肾脏结晶体积小且容易排出，但是患者朋友切不可忽视它。因为如果结晶进一步长大，就可能演变为肾脏或输尿管结石而难以处理。

所以，肾脏结晶一旦诊断，就应该定期随访，如每3~6个月行B超检查。简单的B超检查就可以明确它的位置和大小的变化。如果结晶长期存在、无法自行排出，您也不必焦虑，一般的，肾脏结晶如果稳定在一定大小且固定不动，那么对健康的威胁也非常有限。

为什么彩超检查和CT检查提示结石大小有差异？

无论彩超还是CT检查所提示的结石大小均是参考值，都存在测量误差，不同的医师，甚至同一医师不同时间检查同一块结石的大小都有可能不同，当然，每次测量的误差并不会太大，并不会明显改变临床治疗策略。当然，由于彩超检查容易受肠道内容物的影响，其对于输尿管中下段结石检查的敏感性较差。对于这些部位的结石直径的测量误差可能相对偏大，而CT受肠道内容物干扰小，此时CT检查准确性更高。而且，CT检查可以明确梗阻部位，通过三维重建可以更准确的估计结石的体积，术前准确判断结石负荷。

为什么有时候彩超检查没有发现输尿管结石？

彩超检查输尿管结石受到很多因素的影响。当结石较大，引起积水明显的时候，这样的结石比较容易通过超声找到。超声检查寻找输尿管一般先通过体表找到肾脏，再找到肾盂，沿着肾盂找到输尿管，当输尿管扩张积水明显的时候，沿着积水的输尿管向下行走，比较容易找到引起积水的输尿管结石，但是当输尿管结石比较小，引起的积水很轻，甚至没有肾积水的时候，这样的输尿管结石就很难通过超声检查发现了，因为超声检查受到皮下脂肪厚度，腹腔内脏器，尤其是肠管及肠管内气体的干扰，因此，很难寻找没有扩张的输尿管。对于有反复肾绞痛症状，而超声检查双肾输尿管又无异常的患者可以行CTU检查，常能抓住漏网之"鱼"，还患者一个真相。

肾绞痛后做彩超只发现有肾积水，没有发现结石，是怎么回事？

这种情况在临床上很常见，肾绞痛后超声检查，超声报告肾积水，输尿管显示不清。这主要是由于超声特殊性，当输尿管结石引起的输尿管扩张不是很明显，由于超声检查受到皮下脂肪厚度、腹腔内脏器、尤其是肠管及肠管内气体的干扰，很难寻找到没有明显扩张的输尿管，腹腔内还有钙化的淋巴结，静脉石，这些都对超声检查输尿管结石有很大的干扰。这个时候，我们就可以选择CTU检查。在临床上，对于肾绞痛患者，如果不存在CT禁忌，应该首先选泌尿系CT检查，能够快速明确诊断，减少误诊。只有在CT禁忌的情况下，如孕妇发生肾绞痛，这个时候先选择超声检查。

为什么不同时间、不同医生做检查时会提示结石大小有差异？

经常有患者会问：我的尿结石今天在你们医院检查，报告单说是直径0.6cm，一个礼拜前在另一家医院说是1.0cm，这是怎么回事？其实原因是这样的：结石患者去医院看病，一般医生会首选超声，因为超声检查经济、简便、无创伤，可以发现2mm以上的结石。但是超声受到肠道内容物的影响，超声波检查输尿管中下段结石敏感性较低，同一个人早晨空腹做B超和中午饱食后做B超，由于肠道气体影响的不同，早晨影响小，饱食后影响较大，B超看到结石大小就会有所差异。另一个检查一般是尿路平片，它可以发现90%左右X线阳性结石，能够大致地确定结石的位置、形态、大小和数量，并且初步的提示结石的化学性质，但对阴性结石是不显影的。X线平片也受到肠道内容物多、结石与骨骼重叠、医生阅片经验不足等影响，提示结石大小也会有差异。所以拍片时以空腹为主，必要时清洁灌肠。最后说说经常检查尿结石的CT，CT分辨率较高，能发现1mm的结石，不易受肠道内气体的干扰，不受结石成分的影响，对结石显示非常敏感，大小测量较准确，但费用较高。另外检查结石还有好多方法，如静脉肾盂造影、CT增强尿路造影、磁共振水成像等，但都有局限性。同一个尿结石患者，在不同时间，不同医生做检查时由于受选择检查项目不同，检查前患者的准备不同，各个医院仪器灵敏度的不同及检查医生自身技术水平的不同等因素的影响，造成了结石大小有差异的结果。从目前来看CT是诊断尿路结石最敏感的检查方法。

病因篇

为什么会得泌尿系结石？

泌尿系结石因其部位各异，是肾结石、输尿管结石、膀胱和尿道结石的统称。也称尿结石或尿石症。结石形成的原因较复杂，迄今为止，尚有很多原因依然是未知数，许多因素都会影响泌尿系结石的形成，而常见原因主要有以下几点：

（1）流行病学因素：结石好发于20~50岁，职业（如司机、职员），地区（石灰岩等区域），饮食习惯（喜食辛辣、嗜酒、喜食草酸类、胆固醇高、高脂肪、高热量、高钙类食物），不良嗜好（饮水少、长时间静坐、经常憋尿）以及种族、遗传等。大量饮水使尿液稀释，能减少尿中晶体形成。高温环境及活动减少等亦为影响因素，但职业、气候等不是单一决定因素。

（2）尿液因素：如甲状旁腺机能亢进导致再吸收性高尿钙症；痛风引起尿持续酸性，慢性腹泻及噻嗪类利尿剂均使尿酸排出增加；内源性合成草酸增加或肠道吸收草酸增加，可引起高草酸尿症；特发性高尿钙症以及其他代谢异常及肾小管酸中毒等，均使尿钙排出增加；尿量减少，使盐类和有机物质的浓度增高。

尿中抑制晶体形成物质含量减少，如枸橼酸、焦磷酸盐、镁、酸性黏多糖、某些微量元素等。

（3）解剖结构异常：尿路梗阻，患前列腺肥大患者引起尿路通畅度下降，残尿量增加，膀胱结石生成机会增大；输尿管先天狭窄致肾盂积水，易成结石，同时结石梗阻尿路又使结石生长加快，而尿液滞留继发尿路感染，又有利于结石形成。

（4）尿路感染：大多数草酸钙结石原因不明。磷酸钙和磷酸镁铵结石与感染和梗阻有关。尿酸结石与痛风等有关。胱氨酸结石是罕见的家族性遗传性疾病，是尿中排出大量胱氨酸所致。

（5）长期卧床的患者，溶骨性骨肿瘤等都有诱发结石形成的可能。

（6）自然环境如地区的差异，气候条件差异，如炎热的地区或环境可因出汗多导致尿液浓度升高，水质中钙质成分的增加使结石更易于形成。

尿液中有什么物质会参与形成结石？

尿液中含有多种成分，如尿素，含氮物质（肌酸，氨基酸，微量蛋白，糖蛋白），含硫物质（硫酸，半胱氨酸，硫化物），有机和无机磷酸盐，体内各种代谢产物（草酸，丙酮酸，柠檬酸等），维生素，胆色素等，这些成分与尿石形成具有较为密切的关系，有些成分是形成结石的主要成分，如草酸，磷酸盐，尼克胺（Vpp），胱氨酸，钙盐等等，而有些成分是结石形成的抑制物，如枸橼酸、镁，酸性黏多糖等。

尿路结石的形成过程中，尿中晶体物质出现过饱和状态以及尿中结晶抑制物含量减少是二个主要的原因。当尿量减少或尿液pH值改变时，尿液中致结石形成的晶体浓度升高，尿路结石就容易发生。比如，在正常生理尿pH环境中，草酸盐结石较为常见，当尿液偏酸性时，尿酸盐与胱氨酸结石较为多见，而当尿液pH偏碱性时，则更容易发现磷酸盐与碳酸盐结石。当尿液中那些抑制结石形成的物质减少时，如焦磷酸盐、枸橼酸、镁等含量降低时，结石同样容易形成。

此外，尿液中的结晶形成后，还会出现一种成核现象，包括同质成核和异质成核。即尿路中的结晶由于某些原因如泌尿道某个部位发生狭窄或梗阻时，停留在泌尿道某个部位，作为一种核心，使更多相同的或不同的尿液成分包绕在核心周围，进一步发展为结石。

尿液的酸碱度和结石形成有什么关系？

正常人体排出的尿液偏酸性，pH为5.0~7.0。尿液的酸碱度与饮食有密切关系，食肉较多者尿液偏酸，素食者尿液中性，甚至偏碱。常见的含钙结石、感染性结石、尿酸结石、胱氨酸结石的形成与不同的尿液酸碱环境有关。含钙结石在一般正常尿液中即较易形成，感染性结石在碱性尿液中较易形成，尿酸结石、胱氨酸结石则是在酸性尿液中较易形成。不同的尿液酸碱度对形成结石的盐类的溶解度影响很大。例如尿酸，在pH值=5时，其溶解度为80mg，pH值=6时，溶解度为240mg，而pH值=7时，溶解度为1540mg。尿液pH值=5时，胱氨酸溶解度为250mg，pH值=7时，溶解度为400mg，pH值=8时，溶解度为1000mg。正常尿液中，尿酸含量为400~700mg/24小时，胱氨酸含量为10~100mg/24小时，排除其他因素对尿石形成的影响，单从尿液的酸碱度来考虑，如果一个正常人每日尿量为2000ml，那么pH值对结石的影响显而易见，当尿液pH值=5时，尿酸的溶解度为80mg/L，胱氨酸的溶解度为250mg/L，因此，正常人每日的尿酸在尿液中已经过饱和，在其他一些不利因素的影响下，尿酸盐就很容易从尿中结晶出来。胱氨酸则由于溶解度及排出量高，因此正常人不易形成胱氨酸结石。但是，正常尿液中除酸碱度对结石形成的影响外，还有很多其他因素对结石的形成有影响，例如尿液中有结石形成的促进物及抑制物，虽然尿液常常处于过饱和状态，也不是都会形成结石，酸碱度是影响结石形成的一个重要因素，但不是唯一因素。

哪些因素是结石生长的加速剂？

加速结石生长的因素有很多，包括外界环境因素、泌尿系统异常及尿液的改变及个体因素，除此之外也与膳食结构改变、偏爱甜食、高蛋白食物摄入增加、喜欢喝茶饮酒等有很大关系。同时由于近年来人们保健意识的增强，服用钙剂的人群日益增加，一定程度上增加了血钙浓度，破坏了血钙平衡，从而为结石的形成提供了理化基础。

结石的表面积也是结石生长的加速剂。随着结石的增大其表面积也随之增大，而那些促进结石形成的因素在较大表面积的结石表面会快速的加速结石的生长。

感染、尿路梗阻及尿路中存在异物也是结石生长的加速剂。结石内藏有致病菌，常规的抗菌药物难以消灭它们，停用药物后藏匿于结石的细菌死灰复燃，导致感染的复发。若手术取石不尽，残留的结石很快又长成鹿角形结石。

饮水不足及慢性脱水也与结石的生长密切相关。某些代谢紊乱如痛风引起尿酸增高易形成尿酸结石；低钙促进肠道草酸盐的吸收而引起高草酸尿，维生素A缺乏使肾盂上皮角化形成尿石核心，这些代谢因素都可促进结石的形成。此外，高蛋白饮食、高钠饮食也可加速结石的形成。

某些药物的使用也会加速结石的形成，如长期服用阿司匹林、皮质激素及磺胺类药物，维生素D中毒、大量口服维生素C等。

泌尿系统的解剖异常如输尿管狭窄、肾盏憩室、马蹄肾、输尿管囊肿等也会引起结石的形成；人体某些特定的疾病如甲状旁腺功能亢进、克隆病、肾小管酸中毒等同样也会引起结石的形成。

肾脏结石形成因素有哪些？

肾脏结石的形成原因非常复杂，目前还没有完全明确。可能的因素总体来说包括外界环境因素、个体因素、泌尿系统异常及尿液的改变这几个方面。其中外界环境因素包括自然环境及社会环境。个体因素是指种族遗传、疾病、代谢异常、药物影响及饮食习惯等。泌尿系统异常通常涉及尿路梗阻、感染、异物等方面。以上多种因素的异常导致尿液的改变，成石盐晶体过饱和、结晶，然后聚集、成团，滞留于肾脏中而形成结石。尿路中最常见的含钙结石与尿中的几种主要成分和因素（pH值）的变化有关。肾脏结石主要由于尿内形成异常的晶体及晶体聚集物所引起，与尿中形成结石的盐类晶体浓度的过饱和、抑制物缺乏及促进物的增多有关，同时肾脏内管道系统黏膜的病变，有利于晶体的附着而形成结石。因此，从某种意义上说，结石病是一种代谢性疾病，尿内晶体由于代谢障碍，可以造成肾脏损害，促使肾脏产生结石基质物质，尿内晶体沉积于基质上，逐渐生长而构成结石。饮水不足或慢性脱水与尿石形成密切相关。某些全身代谢紊乱亦可引起尿路结石，如痛风病导致尿酸增高，易形成尿酸结石；维生素A缺乏，易使肾盂上皮细胞角化脱屑而形成尿石核心；低钙饮食可促进肠道草酸盐的吸收和引起高草酸尿，从而促进尿结石的形成。草酸盐容易形成肾结石，肠道细菌不足或缺乏时，草酸的吸收会增加。25%~30%的尿草酸来自维生素C的代谢产物，故维生素C对尿草酸及尿石形成具有重要的作用。此外，尿石发生与高蛋白饮食有关，高钠饮食有增加尿中钙盐结晶的倾向。生活环境因素也影响结石的形成，如炎热地区出汗多，尿液浓缩，水质中含过多晶体成分等。

当尿液中的盐类超过其溶解度时，盐类就会析出结晶，并在肾脏形成结石，这些结石通常含有钙、草酸盐、尿酸和胱氨酸等。除了食物中含有钙、草酸盐、尿酸和胱氨酸等成分，草酸盐和尿酸盐也会在机体内合成。但是，至今尚未发现从食物中摄入大量的自然存在的这些盐类会在健康机体里引起结石。尿液中这些盐类的超饱和浓度和缺少抑制结晶析出的物质才是形成结石的关键，或者由于先天性的代谢障碍而在体内大量产生这些盐类所致。诱发结石形成的主要局部因素是尿路梗阻、感染和尿路中存在异物。任何原因导致尿路梗阻即可引起尿流的迟滞，促使尿盐沉淀和结晶。感染产生的脓块、坏死组织、菌落等均可构成结石核心，最终促使结石形成。尿路中存在的异物也可成为结石核心，使尿液中晶体附着上去，而结石本身也是尿路中的异物，会加重梗阻与感染的程度，从而形成恶性循环。此外，某些药物也会引发结石，如乙酰唑胺（治疗青光眼的常用药），维生素D中毒，大量口服维生素C（可转变为草酸）、皮质激素、磺胺、阿司匹林等（长期服用）。

肾脏的结构与结石的发病有关吗？

与尿流停滞有关的肾脏解剖结构异常常伴随肾结石形成。结石形成与尿流停滞是否有关尚不十分明确。现就常见的结构异常简述如下：

（1）肾盂输尿管连接部梗阻（UPJ）：20%UPJ合并肾结石。与正常人相比，UPJ患者更易形成结石，风险上升70倍。有肾结石的UPJ患者中有67%存在代谢异常而无肾结石的患者仅为33%。此外，UPJ患者经治疗后62%出现复发性结石，其中43%复发发生在对侧正常肾脏。复发结石患者中有76%存在代谢异常而治疗代谢异常可减少结石复发几率。这些发现提示代谢异常在结石发病中的作用。

（2）马蹄肾：马蹄肾发生率仅0.25%，但伴发肾结石的比例高达20%。由于输尿管与肾盂相接的位置较高，故影响尿液的引流。鉴于此，有些学者将结石形成的原因归结于尿流停滞而非代谢异常。但有学者比较解剖结构正常的肾结石患者和马蹄肾患者体内代谢异常的差异，发现除马蹄肾患者出现低柠檬酸尿的比例较高外，其他代谢异常相近，因而认为代谢异常也是结石形成的因素之一。

（3）肾盏憩室：40%肾盏憩室合并肾结石，其中64%存在憩室外结石。肾盏颈的狭窄导致尿流停滞可能是结石形成的原因，但有一半的肾盏憩室患者存在代谢异常，结合憩室外结石的存在似乎提示代谢因素也是结石形成的原因之一。

（4）髓质海绵肾（MSK）：MSK以肾集合管扩张为特征，肾结石是其常见并发症。结石形成原因并不十分明确。扩张的集合管内尿流停滞和感染无疑有利于结石的形成。此外，MSK 伴发的肾小管功能异常导致高钙尿、低柠檬酸尿等客观上也利于结石的形成。

综合来说，肾脏解剖结构异常可能有助于结石的形成，但不排除合并代谢异常引发结石的可能，临床中发现肾脏解剖异常者需加强该方面的检查随访，并在必要时给予相应的治疗。

为什么坚硬的石头可以塑型？

泌尿系结石的形状非常丰富，如星形、索条形、圆形、鹿角形、哑铃形以及椭圆形等。结石在泌尿系不同部位形成时具有一定的特征，鹿角状结石只有在肾盂肾盏内才能形成；索条状结石则在输尿管内形成；在有流出道梗阻的膀胱内由于尿液残留，形成的结石在膀胱腔内不断滚动，可形成比较大的椭圆形结石；当尿路结石排出时嵌顿于膀胱颈部和后尿道之间时，由于膀胱内部分的结石继续增大，随着时间延长可以形成哑铃状结石等。

不同大小的草酸钙结石形状有所不同，较小草酸钙结石表面有许多个小的隆起，部分呈尖锐突起，形状如星芒状；而较大的草酸钙结石表面布满疣状物，形状如桑椹。草酸钙结石的表面形态与水合类型有关，一水草酸钙结石表面较平坦或呈颗粒状，二水草酸钙呈带棱角的晶状。草酸钙结石由于掺杂血红蛋白而呈深褐色，其切面色泽一般是均匀的。

磷酸钙结石大多数体积比较大，部分或完全充填于肾脏集合系统，从而形成鹿角状结石。膀胱内则形成椭圆形或者锥形结石，如果合并有膀胱憩室，而憩室内形成结石，其结石形状可为哑铃形。磷酸钙结石呈白色或灰色，表面粗糙，切面通常有薄壳结构。

磷酸镁铵结石的大小差别比较大，通常呈污灰色。部分易碎的磷酸镁铵结石表现为泥灰状或浮石样结构。

胱氨酸结石表面光滑或者呈颗粒状，颜色为黄色，外观呈蜡样。膀胱、内胱氨酸结石像扁豆样，也能形成体积很大的结石。

黄嘌呤结石呈黄蓝色至朱红色，椭圆形或者圆形，结石表面平坦。

尿酸结石大多数体积比较小，直径通常在1cm左右。结石呈椭圆形或圆形，颜色为黄色或者为棕色，表面光滑平坦，有时可以呈细颗粒状。

输尿管结石是如何形成的？

通常来讲，输尿管结石绝大多数都是原发于肾脏的结石在排出过程中停留于输尿管造成输尿管梗阻，并进一步长大，甚至沿着输尿管腔形成长条状的结石，尤其是输尿管存在基础性病变，比如感染等，更易于结石的生长。原发性输尿管结石相对少见，仅见于输尿管存在狭窄，造成狭窄段上方引流不畅，梗阻积水；合并感染或输尿管内异物等，可能形成输尿管结石。

输尿管结石好发部位有规律可循吗？

输尿管位于腹膜后，是腹膜外器官，为坚厚的管状结构，上起自肾盂、下端进入膀胱三角。男性平均长28cm，女性平均长26cm。输尿管的直径粗细不均，平均直径为0.5~1cm。输尿管全长可分为腹部、盆部和壁内部。腹部和盆部以骨盆上口平面为界限。输尿管全长口径粗细不一，有明显的生理性狭窄和膨大。共存在三个明显的狭窄部：①上狭窄部，在肾盂输尿管连接部。②中狭窄部，位于骨盆上口，输尿管跨过髂血管处。③下狭窄部，在输尿管膀胱壁内部，是输尿管的最窄处。输尿管的狭窄部往往是结石等异物滞留处。

肾结石可能长期存在而无症状，特别是较大的鹿角状结石。较小的结石活动范围大，小结石进入肾盂输尿管连接部或输尿管时，则引起输尿管剧烈的蠕动，以促进结石排出，于是出现绞痛和血尿；结石进入输尿管时，常停留或嵌顿于生理狭窄处。输尿管结石的发生部位与输尿管的解剖有很大的关系。绝大部分输尿管结石是在肾脏内形成然后下降到输尿管的，包括肾结石或体外震波后结石碎块。在下降时遇到上述输尿管狭窄处，常常滞留于此。由于输尿管内径自上而下由粗变细，结石位于输尿管下 1/3 处最为多见。

为什么输尿管畸形患者容易得结石？

胚胎 4 周时，在中肾管下端发育出一个输尿管芽，其近端形成输尿管，其远端被原始肾组织块覆盖而发育为肾盂、肾盏和集合管。如输尿管远端的分支为多支，则形成双肾盂或多肾盂。如分支过早则形成不完全性双输尿管或 Y 型输尿管。如中肾管的下端发生两个输尿管芽，与正常输尿管并行发育而成为完全性双输尿管，是泌尿系最常见畸形之一。双输尿管各自引流其所属肾的尿液。但两肾常融合成一体，称为重复肾，分为上肾段和下肾段两部，在肾的表面可见一浅沟为分界线，但其肾盂、输尿管及其血供各自分开。一般上肾段较小，时常仅有一个大肾盏，肾盂及其输尿管常并发积水和感染或发育不全和功能不良。下肾段常有两个以上的大肾盏，但亦可能有相反的情况。

解剖结构的异常是影响结石形成的因素之一，在异常的解剖结构引起尿路梗阻时才诱发结石的形成，而双肾盂双输尿管畸形没有引起尿路梗阻时并不会增加结石的发病率。

引起尿路梗阻的输尿管畸形和泌尿系结石的关系密切，有明显促进结石形成和复发的作用，如原发性肾盂输尿管连接部狭窄、膀胱输尿管反流、海绵肾、肾异位血管压迫尿路，这些畸形可导致尿路梗阻，梗阻可导致感染，可造成结石形成。结石本身是尿路中的异物，因此又加重梗阻与感染。在一般情况下，尿中不断有晶体、微结石形成，尿路梗阻时，尿液滞留，晶体物质在尿路中逐渐增大发展成结石。

膀胱结石形成源于哪些因素？

膀胱结石的形成可能与性别、年龄、饮食结构、环境气候、水分摄入以及遗传性或代谢性疾病等因素有关。

（1）性别与年龄：多发生于男性，男女之比为9∶1。儿童发病与感染、畸形、营养不良有关。老年人则与良性前列腺增生症引起尿路梗阻有关。

（2）环境气候：结石形成与环境有关，如温度、湿度等。我国南方地区膀胱结石发病率要高于北方。

（3）饮食结构：与营养不良有关，蛋白质长期缺乏导致营养不良性酸中毒及尿液浓缩，尿呈强酸性易于形成结石。

（4）水分摄入量：水分摄入少或出汗过多、呕吐等，可使尿量减少，尿液中钙、草酸及盐分含量增加，促进结石形成。

（5）遗传性或代谢性疾病：遗传性疾病，如胱氨酸尿症、黄嘌呤尿。代谢性疾病，如甲状旁腺功能亢进、高尿酸尿症、高草酸尿症及高钙尿等。

（6）尿路感染：细菌感染后，坏死细菌菌体可形成结石核心。有些细菌，如大肠杆菌能分解尿素产生氨，促使尿pH值升高，促使尿磷酸镁铵和镁盐的沉积形成膀胱结石。继发于膀胱憩室、下尿路梗阻及膀胱异物的感染更易形成膀胱结石。

（7）下尿路梗阻：尿液潴留和继发感染等均导致晶体或基质沉积而形成结石。

（8）膀胱异物：膀胱内有异物存在时极易形成结石，留置导尿管、膀胱造瘘管、双J管时间过长，容易形成结石；部分手术后缝线穿透膀胱壁：如疝修补术、阑尾切除术、剖宫产术、子宫全切术、膀胱悬吊术时误将缝线穿透膀胱壁，以缝线为核心而产生结石；临床上有错把节育环放入膀胱引起结石或放置节育环时节育环刺入膀胱引起结石；膀胱术后纱布器械遗留而形成结石；膀胱开放手术用肠线缝合，长期不吸收而引起结石。

（9）寄生虫：临床以蛔虫卵、血吸虫卵和蛲虫卵性结石多见，成虫卵结石少见。

（10）膀胱外翻、尿道上裂等先天性疾病：由于解剖、组织发育及功能方面的异常，容易形成结石，特别是疾病手术后，留置引流管、感染、尿潴留及膀胱扩大术等均可加重其结石的形成。

（11）肠道膀胱扩大术后：肠道黏膜对黏蛋白具有较高亲和力，相互包裹成团后，丧失水分而变得容易形成结石。

（12）服用药物：某些药物，如磺胺类、氟喹诺酮类等药物，易在尿中产生结晶。特别是有残余尿时或感染时，则更易产生结石。

膀胱结石为什么偏爱男性？

临床统计，泌尿系尿路结石而言，男与女的比例约为2∶1，而就膀胱结石而言，则绝大部分是发生在男性，男女比例约9∶1，因为男性的尿道较长，又有前列腺的问题，容易造成膀胱出口梗阻而致尿流不畅，易患结石。

泌尿系统的哪些疾患容易诱发结石形成？

一般来讲，结石的形成多有代谢等全身的基础因素，比如尿酸、草酸、钙磷等的异常增高等，都是结石形成的基础因素。但泌尿系统的局部因素也是结石形成的重要因素。那么哪些泌尿系统的疾病易于导致结石的形成呢？一般来讲，凡是导致泌尿系梗阻感染的疾病都会促进结石的形成。

海绵肾，几乎所有的海绵肾都会有结石的生成，因为海绵肾除了会有肾集合管的引流不畅外，还合并有酸碱代谢的异常，这些都是结石形成的重要因素。

囊肿尤其是多囊肾，有些囊肿会压迫肾盏甚至肾盂造成局部的梗阻，如果肾盏引流不畅易于生成结石，如果合并感染更是如此。

从肾盂到膀胱的任何狭窄梗阻，都会导致该部位以上的尿路引流不畅，造成所谓的肾积水，肾积水造成尿液引流不畅，则极其易于诱发结石形成，加重梗阻的程度。

前列腺增生，老年人都会有前列腺增生的发生，它的主要并发症是膀胱排尿障碍，久之膀胱内残余尿越来越多，最终会有膀胱结石的生成，如果结石已经形成，意味着前列腺增生已经需要手术治疗了。

其他还会有尿道狭窄，尿道憩室，膀胱憩室等，憩室内结石也是憩室最常见的并发症之一。

肾盂肾炎，由于反复发作感染，易于形成结石，结石形成又加重感染，形成恶性循环。

前列腺增生为什么常伴有膀胱结石？

前列腺增生症是老年男性最常见的疾病之一，60岁以上的男性前列腺增生症发病率可达50%，80岁以上发病率则达80%~100%。前列腺增生症的主要表现为尿急、尿频、夜间排尿次数增多及想排尿未到卫生间即有尿排出的膀胱刺激症状和排尿踌躇、排尿费力、排尿时间延长、尿线变细、间断性排尿、排尿终末时淋漓不尽及膀胱内尿液过多引起尿液溢出等梗阻症状。除了上述症状会导致老年男性生活质量下降，前列腺增生症更大的危害是它的一系列并发症，包括膀胱结石，血尿，尿路感染，甚至肾积水、肾功能不全。其中膀胱结石是最常见的并发症之一。

前列腺增生症的患者如有排尿突然中断，但是活动一下后又能排尿，应该要考虑并发膀胱结石的可能。有时候合并膀胱结石的患者还可表现明显尿痛及肉眼或显微镜下血尿。

前列腺增生症并发膀胱结石的原因主要在于解剖上存在梗阻因素。前列腺增生发生后，增大的前列腺腺体压迫尿道，引起排尿不通畅，尿液中一些结晶容易沉淀在膀胱；如果发生慢性尿潴留，膀胱内长期存在一部分尿液，则结晶更容易沉淀聚集，最终导致膀胱结石的形成。此外，一旦小的膀胱结石形成，极易并发尿路感染、血尿。持续或反复尿路感染可引起感染性结石。另外，感染时的脓块和坏死组织也促使结晶聚集在其表面形成结石。

马蹄肾、海绵肾内结石的由来？

马蹄肾又名蹄铁形肾，是肾脏的先天性畸形之一。表现为两侧肾脏的上极或下极在脊柱之前或腹部大血管之前互相融合，形成马蹄状。约90%的病例是下极互相融合。其融合的部位成为峡部。马蹄肾发生在胚胎早期，是两侧肾脏胚基在脐动脉之间被紧挤而融合的结果。马蹄肾大多发育较差，位置低，伴有旋转不良。肾脏和输尿管常朝向前方，输尿管跨越峡部。正是由于输尿管被挤压引起尿液引流不畅，容易继发尿路感染。长时间的、反复的尿路感染可以引起感染性尿路结石。由于感染的细菌大多数含有尿素分解酶，它能使尿液中的尿素生成氨，使尿液呈碱性，从而促使磷酸铵镁和碳酸磷灰石处于过饱和状态。此外，感染时的坏死组织也可促使结晶在其表面聚集形成结石。

海绵肾为先天性髓质囊性病变的一个类型，此病较为少见，其特点是髓质集合管呈囊性扩张。一般是由先天性发育异常引起，多在40~50岁发病，预后良好。本病在出生时即有，但无感染，尿常规检查亦正常，通常到40~50岁因发生结石和感染合并症才被发现。集合管扩张造成长期的尿液潴留，加上经常合并的高钙尿症，是发生结石和感染的原因。临床上主要表现为反复血尿、尿路感染及肾结石，可引起肾绞痛。本病常伴甲旁亢表现，有高尿钙症，肾结石主要位于髓质内或锥体部，分布广泛，主要为磷酸盐结石，少部分为草酸钙结石。

因此，马蹄肾、海绵肾内结石的由来，主要是由于肾脏先天发育异常，尿液引流不畅，容易引发泌尿系感染。感染又可以引起肾结石，而结石梗阻可以加重感染，从而使结石越来越大，产生恶性循环。

痛风和糖尿病是泌尿系统结石的"伴侣"吗？

现代社会，随着人们饮食结构与习惯的改变，痛风与糖尿病的患病率呈逐年上升趋势，这两种疾病能从全身多个系统和器官对患者产生相当的危害，而对于泌尿系统来说，其相同的危害无疑是大大增加了罹患泌尿系结石的可能。

首先来讲讲痛风，痛风是嘌呤代谢紊乱及尿酸排泄减少所引起的一组疾病。含嘌呤的食物经体内分解最终形成尿酸进入血液，正常人体能自动调节嘌呤分解和合成平衡，使血液中尿酸的浓度维持在正常的范围内，而痛风患者体内嘌呤的分解和合成的平衡被打破，其分解快于合成，使患者血液中尿酸浓度异常升高，而血尿酸又可促使尿中草酸盐沉积，过高的血尿酸浓度使尿中草酸盐沉积过快，超过了正常人体排泄的速度，从而导致泌尿系统结石的产生。若痛风患者经常食用富含嘌呤的食物，如动物内脏、海味及牲畜肉类等，体内原本异常的嘌呤代谢进一步加剧，使血液中尿酸的浓度在原来的基础上升高更加显著，从而加速了泌尿系统结石的形成。

糖尿病容易伴发泌尿系统结石的原理同样也是由于血液中偏高的尿酸浓度。由于糖尿病对肾脏有慢性的损伤，部分时间较长的糖尿病患者由于其肾脏功能已经受到了一定的损害，导致其对血液中废物的排泄功能下降，其中就包括了对血尿酸的排泄功能下降，随着时间的推移，这些糖尿病患者血液中尿酸的浓度逐渐升高，当超过正常范围时，出现泌尿系统结石的可能性也就随之增加。

由此可见，痛风与糖尿病患者都较正常人群容易出现泌尿系统结石，且都是由于血液中高浓度的尿酸造成，故对于这两类患者，平时注意饮食及多饮水是非常重要的预防手段。

哪些代谢异常会引起泌尿系统结石？

泌尿系统结石形成的原因很多，其中，身体的代谢异常是最重要的原因之一。下面我们谈谈看哪些代谢异常会导致泌尿系统结石的发生。

高钙血症：血液中钙离子的增多会导致尿液中钙离子浓度的增加，容易导致结石的发生。

高草酸尿症：高草酸尿症能促进草酸钙结石的形成。

高尿酸尿症：痛风的患者常常有高尿酸尿症，可以引起尿酸结石的形成。

胱氨酸尿症：这是一种遗传方面的疾病，此类患者的尿液中胱氨酸结晶含量较高，容易引起胱氨酸结石的发生。

低镁尿症：尿液中镁离子可以使草酸钙结石的形成减慢，如缺少可导致结石的形成。

哪些肠胃道疾病患者容易得泌尿系统结石？

正常人肠腔内钙与草酸结合可阻止草酸吸收。回肠切除、空–回肠旁路形成术后、感染性小肠疾病、慢性胰腺和胆道疾病时，由于脂肪吸收减少，肠腔内脂肪与钙结合，因而没有足够的钙与草酸结合，导致结肠吸收草酸增多；而未吸收的脂肪酸和胆盐本身还可损害结肠黏膜，导致结肠吸收草酸增多。体内草酸吸收过多，可引起高草酸尿。另外，慢性肠病、脂肪痢及短肠综合征等病也可引起吸收性高草酸症，使草酸排泄均显著增加，从而导致草酸钙结石的形成。

除上述可以查找到原因的胃肠疾病引发高草酸尿外，临床上还有部分特发性高草酸尿患者。这部分患者被认为是上段小肠上皮细胞膜磷脂异常导致带Ⅲ蛋白异常磷酸化，后者介导草酸转运的增加，促进草酸的吸收。

溃疡性结肠炎、恶性肿瘤化疗导致的局灶性肠炎和空－回肠旁路形成术后，可引起肠道碱丢失，引发尿pH下降；同时也可使尿量减少，从而容易形成高尿酸症，促使尿酸结石形成。

高尿钙也是引发结石的常见因素。其中，吸收型的高尿钙症中即为先天性肠道病变所引起。空肠黏膜的先天性缺陷导致肠道对钙的吸收增多，造成体内钙含量增高，增高的钙通过肾脏的排泄作用排出体内，最终造成高尿钙症。

哪些遗传疾病会导致泌尿系统结石？

通过流行病学的调查人们发现，泌尿系结石有家族性的发病倾向。肾结石患者中25%的患者有家族史，结石患者父母和同胞兄弟姐妹的结石发病率明显高于一般人群的结石发病率，结石家族史男性的结石发病风险是无结石家族史男性的三倍余。

现在已经明确与结石相关的遗传病有：原发性高草酸尿症、黄嘌呤尿症、二羟腺嘌呤尿症、胱氨酸尿症、肾小管性酸中毒、儿童和成人型多囊肾、家族性高钙症、家族性低尿酸血症、先天性肾盂积水、成人型肾髓质囊型病和X－连锁隐性肾结石病等。肾小管性酸中毒患者有70%发生肾结石。基因学研究证实了泌尿系结石是一种受多个基因调控的常染色体遗传性疾病。现在已将草酸钙结石看作一种多基因遗传病，至少有3个等位基因与尿液中钙、枸橼酸和草酸的排泄异常有关，这些基因的异常增加了尿液中结石的危险因素（钙、草酸和尿酸），同时减少了尿液中结石的抑制因素（枸橼酸和镁），从而在一定条件下促使泌尿系结石的发病。

在现实生活中，人们还发现，泌尿系结石患者无血缘关系配偶的结石发病率也较高，进一步检查发现患者配偶的尿钙排泄也有增加，说明结石的家族性发病也与相同的生活方式和饮食条件有关。一般认为泌尿系结石发病与ABO血型没有关系，但在一组3000多例泌尿系结石的患者统计中，却没有发现B型血患者。

泌尿系结石的形成原因有哪些？

泌尿系结石形成原因很多，饮食习惯是重要的成因之一。

如维生素C过量摄入、食物中草酸过量摄入、饮食中钙摄入减少和维生素B_6缺乏等，会导致人体尿液中草酸含量升高，容易与钙离子结合形成结石；而长期食用含高嘌呤、高蛋白、高脂肪的食物（如海鲜、动物内脏及大量啤酒等），容易形成尿酸结石。

除了饮食习惯外，身体的代谢异常、尿路的梗阻、感染、异物和药物的使用都可能是结石形成的原因。

①常见代谢原因有：高钙血症容易产生结石，常见疾病有甲状旁腺机能亢进、维生素D中毒、恶性肿瘤、皮质醇增多、甲状腺功能亢进症、肾上腺功能不全、服用噻嗪类利尿剂、甲状腺功能低下和维生素A中毒等；高钙尿症：如长期卧床、糖皮质激素过多、甲状腺功能亢进和维生素D中毒等，可以导致尿液中钙离子增多，能引起尿路含钙结石的形成；身体代谢异常使尿液酸、碱度异常，酸性尿液容易形成尿酸结石，而碱性尿容易导致感染性结石的形成。

②尿路梗阻、感染和尿路中存在异物是诱发结石形成的主要局部因素。梗阻可以导致感染和结石形成，而结石本身也是尿路中的异物，后者会导致尿液潴留，进而加重尿路梗阻与感染的程度，形成恶性循环。临床上容易引起尿路结石形成疾病包括：肾盂输尿管连接部狭窄、膀胱颈部狭窄、海绵肾、肾输尿管畸形、输尿管口膨出、肾囊肿、肾盏憩室和马蹄肾、神经源性膀胱、先天性巨输尿管等疾病。

③药物相关因素：药物引起的肾结石占所有结石的1%~2%，分为2大类：一类为尿液的浓度高而溶解度比较低的药物，包括氨苯蝶啶、治疗艾滋病毒感染的药物（如茚地那韦）、硅酸镁和磺胺类药物等，这些药物本身

就是结石的成分。另一类为能够诱发结石形成的药物，包括乙酰唑胺，维生素D、维生素C和皮质激素等，这些药物在代谢的过程中导致了其他成分结石的形成。

结石的形成与饮食有关系吗？

结石的形成与饮食营养有一定关系，尤其是膀胱结石与营养的关系更为明显。流行病学调查表明，发达国家肾结石发病率上升，而膀胱结石发病率降低。部分食品能促进结石的形成，如富含嘌呤的动物内脏，富含草酸的菠菜、西红柿、茶叶和巧克力等。长期饮酒者高尿钙和高尿磷明显，易发生结石；而大量饮水则可明显减少结石的发生。

尿结石中钙盐为主要成分。一般认为摄入钙增加则增加肾结石形成的危险性。但过分限制摄入钙，不但不能减少反而会增加肾结石的发生。对于草酸钙类结石，需要保持正常的钙摄入量，成人每天1000mg，50岁以上的人每天1200mg。

由于大部分尿结石含有草酸盐，因此降低尿草酸必将减少结石的发生。体内草酸的大量积存，是导致肾结石的因素之一。大剂量维生素C、浓茶，大量食用巧克力、菠菜、豆类、葡萄、番茄、李子、竹笋、甜菜、橘子、大黄、果仁、草莓、香菇、土豆、辣椒、栗子、咖啡、可可、柿子和杨梅等含草酸较高的食物，会增加尿草酸水平，导致泌尿系结石的发生。

高蛋白、高糖和高脂肪饮食，会增加结石形成的风险性。各种动物的肉类，尤其是肥猪肉，都是脂肪多的食品。多吃了体内脂肪必然增高，脂肪会减少肠道中可结合的钙，因而引起对草酸盐的吸收增多，如果一旦出现排泄功能故障，如出汗多、喝水少，尿量少，肾结石很可能就在这种情况下形成。平时应适当多吃些粗粮和素食。糖是人体的重要养分，要经常适量增补，但一下子增加太多，尤其是乳糖，能促进钙的吸收，更可能导致草酸钙在体内的积存而形成尿结石。蛋白质里除含有草酸的原料——甘氨酸、羟脯氨酸之外，蛋白质还能促进肠道对钙的吸收。如果经常过量食用高蛋白质的食物，便使肾脏和尿中的钙、草酸、尿酸的成分普遍增高。如果不能及时有效地通过肾脏把多余的钙、草酸、尿酸排出体外，这样，得肾脏结石、输尿管结石的条件就形成了。

长期大量饮酒者高尿钙和高尿磷更明显，容易形成结石。相反，适量饮酒引起的利尿可降低尿成分浓度，降低结石发生率。总而言之，适量饮酒不增加结石形成的危险性。

动物内脏、海产品、花生、豆角、菠菜等，均含有较多的嘌呤成分。嘌呤进入体内后，要进行新陈代谢，它代谢的最终产物是尿酸。尿酸可促使尿中草酸盐沉淀。如果一次过多地食用了含嘌呤丰富的食物，嘌呤的代谢又失常，草酸盐便在尿中沉积而形成尿结石。

另外与结石有关的药物，如维生素C、阿司匹林、磺胺类药物，经常服用后也容易形成泌尿系结石。

调节饮食中蛋白的含量同降低结石的发生有关吗？

世界和我国泌尿系结石的发展过程以及流行病学研究均证实，结石的发生和生活水平的高低密切相关，即和高蛋白饮食有关。高蛋白饮食，特别是动物蛋白饮食，有诱发泌尿系结石形成的作用，是引起上尿路结石形成的主要饮食危险因素之一。同一地区，同一种族的人群，当饮食中的蛋白质尤其是动物蛋白质过高时，上尿路结石的发病率增加；当食物中动物蛋白质的含量不足时，尿路结石的发病率则降低。例如，印度的北部和西部地区生活富裕，他们的动物蛋白摄入量是南部和东部的2倍，其上尿路结石患者的住院率是南部和东部的5倍。这种现象在全世界其他国家和地区也普遍存在。我国情况也如此。我国解放初期贫困地区农村儿童以膀胱结石为主，随着经济发达、生活富裕，在城市人口则以上尿路结石为主。另外，无动物蛋白的蔬菜中虽然含草酸盐较高，但结石发生的风险较低。

　　高蛋白饮食促进尿石形成的原因是多方面的，包括：①蛋白代谢产生一过性内生性酸性产物经泌尿系排泄，形成一时性代谢性酸中毒，从而增加钙的吸收和肾小球钙滤过并抑制钙在远曲小管细胞的重吸收，形成高尿钙；②合并高蛋白摄入的高草酸尿则促进草酸钙结石形成；③在富含蛋氨酸或其他含硫氨基酸的蛋白质饮食中，其致高尿钙的作用更明显，原因是尿硫酸和钙形成复合物，影响其在肾小管的吸收而形成高尿钙；④高蛋白饮食尿酸患者，可增加草酸钙盐形成的危险性。同时尿酸结晶会吸附谷氨酸和其他有机物而促进草酸钙结晶取向附生生长；⑤增加肾小管对枸橼酸盐的重吸收从而降低尿枸橼酸浓度，增加钙结晶形成的风险性。

　　总之，避免过多动物蛋白的摄入是预防尿石症的方法之一。值得注意的是，避免过多动物蛋白的摄入并不是不吃动物蛋白，而是要控制其摄入量，满足每天的生理需要量即可。不要大吃大喝，限制超量营养。因为大吃大喝多为高蛋白、高糖和高脂肪饮食，这样会增加形成结石的危险性。日常饮食中应多吃些粗粮和素食。同时还应注意尽量少吃含尿酸较高的食物，如动物内脏、海产品、红茶、咖啡、巧克力和花生等。磷酸钙结石的患者，少食含钙较多的食物，如牛乳等。

过多糖的摄入会增加结石患病率吗？

　　结石的形成与饮食营养有着非常密切的关系。文献报道，糖尿病与结石病发病具有相关性。根据结石类型分析，尿酸结石患者中40%患有糖尿病。

　　大量摄入糖为什么会导致泌尿系结石发生，泌尿系结石，大多是含钙结石，其成分大多数为草酸和尿酸，是尿中常见的晶体，这些晶体在正常的情况下在尿里呈溶解状态，而在过量时容易沉淀下来形成结石。如果人体摄食大量的糖后，就会在体内生成较多的草酸和尿酸，并对肠道吸收钙起促进作用，增加尿中的草酸盐。因此，摄入过多的糖会促进泌尿系结石的形成。

矿物质和盐类的不必要补充会在结石形成中扮演什么角色？

钙盐和结石的形成有着密不可分的关系，很多老年骨质疏松患者乐于补钙，而且乐于在广告宣传下结合自己的感受进行补钙，而不是真正寻医问药科学补钙，这带来了很大的危害。当每天摄入钙量超过2500mg时，超大剂量的钙从泌尿系统中代谢，可以引起高钙尿和尿路结石。但是一般剂量的摄入却有利于降低经尿排泄的草酸盐量。含钙量较高的矿泉水也有类似的效果。

钠盐的过多摄入会导致高钙尿，进而引起尿路结石。过多食盐摄入导致尿中钙和草酸含量的增加及枸橼酸盐的减少，增加了尿路结石形成的机会。限制钠盐的过多摄入可以减少钠、钙、尿酸盐的排出，有利于防止结石的形成。

镁盐可以使草酸钙的聚集和生长减慢，在25%的肾结石患者中，可能对预防尿路结石复发起一定的作用。

枸橼酸盐可以提高尿液PH，尿液中枸橼酸钾排除增加，会使得尿钙排出减少，从而减少患结石的风险。

补钙会增加结石的发生吗？

含钙结石是泌尿系结石中最常见的结石类型，约占全部泌尿系结石的80%，大部分为草酸钙结石和碳酸钙结石。饮食钙每日摄入量应为800~1200mg，正常范围或者适当程度的高钙饮食对于预防尿路含钙结石的复发有临床治疗的价值，但是每日需要量外的饮食钙外，如再口服钙片，或者含钙的药液，长期的高钙状态，会增加钙的吸收，引起高钙血症，导致尿钙增加，增加结石的发生。通过药物补钙预防含钙结石的复发仅适用于肠源性高草酸尿症，口服枸橼酸钙。饮食补钙推荐牛奶，奶酪，豆腐，虾皮等。

维生素摄入量的多少如何影响结石的发生?

维生素A：维生素A是脂溶性的醇类物质，有多种分子形式。它维持正常的视觉反应。维持上皮组织的正常形态与功能。维持正常的骨骼发育。有维护皮肤细胞功能的作用。缺乏维生素A，就不能合成足够的视紫红质，将导致夜盲症。此外，维生素A与维生素D以及钙共同维持骨骼的发育，若是维生素A缺乏，导致维生素D以及钙离子代偿性的吸收过量，血液中钙离子浓度增加，间接影响尿中钙离子浓度，从而易使结石发生。维生素A缺乏不利于黏膜的修复，各种情况下导致内皮受损时，网状内皮系统增生后产生一种溶解度差的物质，介导了结石的发生和发展。

维生素C：维生素C又称抗坏血酸，是水溶性维生素，不但是美容灵药，更是抗氧化，保护细胞，甚至有效抗癌的维生素，它普遍存在于蔬菜水果中，人体自身无法合成维生素C，必须额外从食物中获取。维生素C在人体内也有一个饱和度的问题，补充过量就会排出，但经常大量补充维生素C会导致高尿酸尿症，当同时补充钙时，容易形成尿路结石。

维生素D：维生素D是一种脂溶性维生素。具抗佝偻病作用，又称抗佝偻病维生素。它能够维持血清钙磷浓度的稳定，血钙浓度低时，诱导甲状旁腺素分泌，将其释放至肾及骨细胞。许多人知道维生素D有助于钙的吸收。补钙时往往同时补充维生素D，其实这也是一种误解。钙在肠道内的吸收确实需要维生素D的帮助，但一般其内源性的维生素D（自身产生的）和外源性的维生素D（通过食物摄入的）是足够的。只有一些特殊人群才会缺乏维生素D，有补充维生素D的必要。如冬季出生的小儿、长期卧床不起的患者、有肝肾功能障碍的患者、体内维生素D代谢异常者等。

过度补充维生素D易引发高钙尿症，从而导致结石形成。所以，在服用钙制剂及维生素D前应测定尿钙排出量，服用过程中应定期随访，如出现尿钙过高和草酸钙过饱和，建议停止服药。

粗粮和蔬菜对结石发生有影响吗？

英国学者对英格兰和威尔士72个地区进行了流行病学调查，得出如下结论，肾结石的发病率与谷类和食物纤维的消费成反比，日本学者亦提出，在工业发达国家，动物蛋白和食糖摄入过多，而蔬菜和食物纤维摄入过少是肾结石发病的一个重要原因。由此可见，增加蔬菜的摄入对预防泌尿系结石的发生是有帮助的，其原理是由于大部分蔬菜富含维生素 B 与维生素 C，其在体内的代谢物使尿液呈碱性，在碱性的尿液中，结石不容易形成，一些结石甚至能慢慢溶解于碱性的尿液中，所以大部分蔬菜对预防肾结石是有帮助的，而少数蔬菜，如菠菜、甜菜、芹菜等，由于其富含草酸，使尿液的酸性度增加，结石不溶于酸性的尿液，且草酸会和尿液中的钙离子结合形成草酸钙结石，故在食用蔬菜的同时也要注意蔬菜的种类，不能偏爱一种蔬菜，尤其是已经患有结石的患者更要减少菠菜、芹菜等富含草酸的蔬菜摄入。

粗粮对泌尿系结石也有一定的预防作用。如今，食用粗粮已经逐渐成为了一种潮流，粗粮中含丰富的纤维素和植酸，纤维素对蛋白质的吸收有一定的抑制作用，蛋白质摄入的减少使体内嘌呤的生成减少，最终的作用是减少了尿酸的生成，而植酸则会阻碍钙、铁、磷等矿物质的吸收，这两种物质的作用能明显减少形成结石的原料进入人体，在源头上控制了结石的发生，对于经常食用富含蛋白质食物的人来说，适时的进食粗粮能很好的预防结石的发生，但若是过多的进食粗粮，也会造成蛋白质与矿物质的吸收不良，造成骨骼、肌肉及相关脏器的发育不良甚至功能衰竭，故食用粗粮也要控制一定的量。同时，由于部分粗粮，如干豆等豆类本身就富含嘌呤，过多食用后同样会造成体内嘌呤积聚，嘌呤进一步分解代谢为尿酸，使血尿酸水平升高，反而增加了泌尿系结石的发生率。

所以，我们可以这么认为，适量地食用大部分粗粮与蔬菜对结石能起到一定的预防作用，同时也应控制部分粗粮与蔬菜的摄入量，只有这样既有利于身体的健康，又能起到预防结石的作用。

哪些蔬菜和结石发生有一定的相关性？

部分蔬菜中含有导致结石的成分——嘌呤、草酸的量要大于水果。嘌呤进入人体后代谢后使尿液中尿酸含量增加，尿液酸化，并增加内生性草酸的产生，产生尿酸、草酸等结石；进食草酸过多的食物导致肠道草酸吸收增加，尿液中尿酸浓度也随着增高，而尿液中草酸过高是含钙类结石发生的主要因素。日常蔬菜中嘌呤含量高的蔬菜有豆类、菜花、萝卜、大葱、西红柿等，草酸含量高的蔬菜有菠菜、韭菜、蒜苗、小白菜、豆类等，可能与结石发生有一定的相关性。

哪些水果和结石发生有一定的相关性？

我们都要进食不同种类的水果来补充人体需要的维生素及膳食纤维等营养成分，不同的水果营养成分也不一样，水果中所含有的嘌呤、草酸、维生素C等与结石的发生有一定的关系。日常我们常吃的水果中嘌呤含量最高的为橙子（1.9mg/100g）、其次为苹果和鸭梨（0.9mg/100g）、再次为葡萄（0.5mg/100g）；草酸含量高的为橙子（6.7mg/100g）、鸭梨（1.7mg/100g）、苹果（1.5mg/100g）、香蕉（0.7mg/100g）；有泌尿系结石病史的成年人维生素C的摄入量建议每日不超过60mg，日常常见水果中维生素C含量大于100mg/100g的水果主要有枣类、猕猴桃、柚子、橘子、菠萝、草莓、西红柿等；以上数据说明进食橙子、苹果、鸭梨、葡萄、香蕉、枣类、猕猴桃、柚子、橘子、菠萝、草莓、西红柿等水果与结石发生有一定的相关性。

泡菜同膀胱结石有关吗？

腌制的泡菜中含有大量的草酸和钙。由于酸度高，食用后不易在肠道内形成草酸钙排出体外，而被大量吸收，经过肾脏草酸钙高浓度的排泄，排出草酸钙结晶，容易沉积形成肾结石或其他部位的尿路结石。

腌制泡菜过程中，维生素C被大量破坏，另外，由于酸菜中含硝酸、盐酸、草酸以及其他有机酸等酸性物质，进食后整个消化道形成酸性较大的环境，这对于人体吸收其他蔬菜中的维生素C有很明显的抑制作用。人体缺乏维生素C，使抑制肾内草酸钙沉积和减少结石形成的能力降低，这样就大大增加了成石的因素，因此不要大量或长期食用泡菜。

喝牛奶容易得结石吗？

大多数泌尿系结石的成分为草酸钙。由于牛奶中含有丰富钙质，所以就有喝牛奶得结石的说法，其实这是不科学的。低钙饮食虽然能降低尿钙的排泄，但可能导致骨质疏松和增加尿液尿酸的排泄。正常钙质含量的饮食能预防结石的复发。喝牛奶实际上能降低患结石的风险，因为牛奶中的钙是肠道草酸的重要复合物，钙能减少肠道草酸的吸收，减少结石的形成，所以正常人喝牛奶是不容易得结石的。目前对于肾结石患者钙摄入量是800~1200mg/d。但对吸收性高钙尿症患者建议不宜喝牛奶。

食用豆腐容易得结石吗？

大豆中含有较高水平的草酸和钙。由于在制作豆腐的过程中，添加了氧化镁（卤水）或硫酸钙（石膏），在草酸大幅减少的同时，钙镁含量大幅上升，钙与肠道内草酸结合，减少肠道草酸的吸收，减少尿结石的形成。而镁通过与草酸盐结合而降低草酸钙的过饱和度，抑制含钙尿路结石的形成。所以说食用豆腐不容易得结石的。

食用海鲜类食物容易得结石吗？

海鲜主要为海鱼、海虾、海蟹等，富含高质量的蛋白质、盐分、钙质及多种微量元素，同时口感丰富，是人们非常喜爱的食物。海产品被人食用后蛋白质中的嘌呤和嘌呤前体经人体代谢最后成为尿酸，如果进食过多尿液中的尿酸超过尿液溶解度，将从尿液中析出，成为结晶，不及时排出就会成为结石；同时海鲜中含有丰富的钙质，进食过多的海鲜血钙将增高，尿钙排出就增加，容易形成含钙类结石；另外尿液中的尿钙容易和尿液中枸橼酸结合，枸橼酸有抑制草酸钙结晶聚集的作用，尿液中枸橼酸的减少将加重草酸钙结晶的形成；海鲜食物也含有高于普通食物的钠盐，钠盐的过量摄入将增加尿液中钙和胱氨酸的量，最终形成结石。以上说明食用海鲜容易形成结石，但是并不是食用海鲜一定会发生结石，不要贪食美味，特别是已经发生过结石病的患者，一定要控制进食的量，减少结石的发生。

结石的形成和饮水习惯有怎样的联系？

由于泌尿系结石的基本形成过程是某些异常因素造成尿中晶体物质浓度升高或溶解度降低，呈过饱和状态，析出结晶体与有机物质组成核，然后结晶体在局部生长、聚集，最终形成结石。因此，不难理解，如果饮水过少，尿液形成量减少，尿液浓度增高，容易形成结石。

慢性脱水能增加尿比重和尿石形成物及尿酸的饱和度并降低尿pH，且在脱水情况下尿中尿酸盐结晶可作为含钙结石取向附生的模板。增加饮水可通过多种机制降低尿石形成的危险性，如加速晶体通过肾小管，减少其和具有强吸附力表面的接触时间。当然增加饮水量可稀释尿中一些结石形成的抑制物如枸橼酸和镁的浓度，然而也可使诱发草酸钙自发成核所需最小饱和度大为增加，这可能是由于稀释了尿石形成促进因子所致。当尿量小于1000ml/d时明显增加生石钙盐的成核，而且减少枸橼酸的排泄和降低

Tamm-Horsfall蛋白抑制结石形成的活性，促进了结石的形成。

水是生命之源，多饮水能大大降低泌尿系结石的发病率，预防泌尿系结石的发生，让健康的饮水习惯伴随每一天。

肥胖的人容易长结石吗？

肥胖者相对于体重较轻者更容易患肾结石，在国内外已经有一系列研究表明在相同性别相同年龄中，肥胖者患肾结石的比例要明显高于体重正常者，但目前还尚不清楚影响患肾结石几率的原因，不过也有研究人员提出过一些假说，如肥胖者血液中与体重正常不同物质水平等。

甲状旁腺功能亢进与结石相关吗？

正常情况下人体从外界吸收的钙量与从体内排除的钙量基本相等，但在原发性甲状旁腺功能亢进情况下由于骨钙的持续过多释放，从肠道的吸收量也增加，进入血内的钙量远大于排出体外的钙量，因此，血钙浓度高于正常，称之为高钙血症。由于高钙血症的存在，再加上骨基质释放和尿液酸碱度的改变等易导致反复尿路结石。

一旦原发性甲状旁腺功能亢进症的诊断明确，应做颈部探查，80%~90%的病例可找到甲状旁腺腺瘤或癌，少数为甲状旁腺增生。对于有明显高钙血症并发肾结石的患者，应行外科手术切除病变的甲状旁腺组织。若患者血钙仅为轻度升高，并发肾结石病情轻微，暂时不必进行手术，进行内科治疗即可。建议多饮水并增加运动量，饮食中钙摄入量既不能过高也不能过低，过度低钙的饮食会刺激甲状旁腺分泌增加，反而增加结石形成的机会。

症状篇

泌尿系统结石位于哪些位置时会有症状？

泌尿系统结石是常见的泌尿系统疾病，按部位可分为上尿路结石与下尿路结石，上尿路结石包括肾结石与输尿管结石，下尿路结石包括膀胱结石与尿道结石。各个部位的结石所表现的临床症状也不尽相同。

肾结石可能长期存在而无症状，特别是较大的鹿角形结石（充满整个肾盂肾盏），较小的结石活动范围较大，小结石进入肾盂输尿管连接部或输尿管时，引起输尿管剧烈的蠕动，以促使结石排出，于是出现疼痛和血尿症状，其血尿多为镜下血尿，肉眼血尿不多见。肾结石引起的疼痛可分为钝痛和绞痛，疼痛常位于腰部和一侧腹部，多数呈阵发性，亦可为持续性疼痛。肾绞痛呈严重刀割样痛，常突然发作，发作常持续数小时，肾绞痛严重时，患者面色苍白，全身出冷汗，呈虚脱状态，同时多伴恶心呕吐，腹胀便秘。

输尿管被人为分为三段，上中段结石和肾结石的症状基本相同，多为一侧腰痛和镜下血尿，疼痛多呈绞痛性质，疼痛可放射至下腹部、睾丸或阴唇，恶心呕吐与腹胀便秘也是常见的症状。下段结石除了上述症状之外，还可引起尿频、尿急、尿痛等尿路刺激症状。

膀胱结石的主要症状为尿痛、排尿障碍和血尿。疼痛可为下腹部和会阴部钝痛，常因活动和强烈运动而诱发，疼痛常伴有尿频、尿急。若结石嵌于膀胱颈口，则会出现明显的排尿困难，亦可呈排尿中断或发生急性尿潴留，出现排尿中断时患者必须改变体位或摇晃身体才能继续排尿。当结石伴有感染时，常出现膀胱刺激症状，即尿频尿急尿痛，以及血尿和脓尿。

尿道结石较少见，大部分是肾、输尿管及膀胱结石排经尿道或嵌于尿道所致，主要见于男性。尿道结石的主要症状为排尿困难、排尿费力，可呈滴沥状，有时会出现尿流中断及尿潴留，排尿时有明显的疼痛，且放射至阴茎头部，后尿道结石会有明显的会阴和阴囊疼痛。阴茎部结石在疼痛部位甚至可以摸到质硬的肿物，用力排尿时有时可将结石排出，若完全梗阻则发生急性尿潴留。

上尿路结石会有哪些表现？

这里首先需要解释的一个概念是"上尿路"。泌尿系统总体分为上尿路和下尿路。上尿路指的是肾脏和输尿管，而下尿路指的是膀胱和尿道。相对应的，上尿路结石也就是包括肾结石和输尿管结石。上尿路结石常表现为腰部或腹部疼痛。腰痛可分为钝痛和绞痛两种情况。肾盂内较大结石及肾盏结石，由于结石活动不大，往往表现为腰部酸胀或持续性钝痛。相反地，如果是小结石，哪怕是米粒大小的结石，因为活动度大，进入肾盂输尿管连接部或输尿管时，则引起输尿管剧烈的蠕动，以促进结石排出，于是出现绞痛和血尿。肾绞痛发作时，患者面色苍白、大汗淋漓、血压下降、恶心、呕吐，疼痛常突然发作，事先没有任何先兆症状，常局限于肾区，但很强烈，并不时加剧，疼痛可突然消失，或在持续几小时后逐渐减轻至完全消失。疼痛可以放射到下腹部、大腿内侧或会阴部。绞痛发作时患者常有肛门坠胀，尿量减少，腹胀便秘，绞痛消退后患者呈精疲力竭、虚弱状态，并常会多尿。疼痛发作时同时多伴恶心、呕吐和血尿，有时自排尿开始到结束都能看见肉眼血尿，尿液呈鲜红色、茶叶水色或洗肉水色，但多数血尿只能在显微镜下发现。大量肉眼血尿并不多见。体力活动后血尿可加重，有时活动后显微镜下血尿是上尿路结石的唯一临床表现，上尿路结石患者偶可因无痛血尿而就医。患者在上尿路结石疼痛和血尿发作时，尿中可混有砂粒或者小结石排出，通过尿道时，发生阻塞或刺痛。结石伴感染时，可有尿急、排尿次数增多、尿痛及尿中有脓细胞等表现，继发急性肾盂肾炎或肾积脓时可有发热、畏寒等全身症状，不少患者因尿路感染症状而就医。结石堵塞可引起严重的输尿管和肾盂积水，患者腰部出现包块，且伴有压痛及叩击痛。孤立肾或双肾结石因梗阻而引起无尿，即所谓结石性无尿。

下尿路结石会有哪些表现？

下尿路结石是指发生在膀胱、尿道的结石，由于下尿路结石发生部位不同，症状表现也不相同。

（1）膀胱结石表现为排尿中断和排尿疼痛。疼痛多为下腹部和会阴部钝痛，也可呈剧烈疼痛，排尿终末时疼痛加剧，或伴终末血尿。患者常常卧位以求缓解疼痛。当结石嵌于膀胱颈口时，则出现明显的排尿困难、排尿中断或急性尿潴留，患者须改变体位或摇动身体，才能继续排尿，此时突然发生剧痛，可放射至阴茎、阴茎头和会阴部。小儿膀胱结石患者，当结石嵌顿时，常疼痛难忍，大汗淋漓，大声哭叫，用手牵拉或搓揉阴茎或用手抓会阴部，并变换各种体位以减轻痛苦。

（2）尿道结石表现为排尿困难，呈滴沥状，有时出现尿流中断及尿潴留。排尿时有明显的疼痛，而且放射至阴茎头部。后尿道结石有会阴和阴囊部疼痛。并发感染时尿道有脓性分泌物。

（3）女性尿道憩室结石，常有尿频、尿急、尿痛、脓尿和血尿，性交痛为突出的症状。

肾绞痛究竟是怎么一回事？

上尿路结石患者大多都有肾绞痛的经历，其剧烈的腰区疼痛以及引起的一系列的消化、泌尿系统症状给患者留下十分痛苦的回忆。同时肾绞痛往往也是泌尿系结石患者到医院急诊就诊的主要原因。

肾绞痛多为上尿路结石引起，可以分为绞痛和钝痛。疼痛位于腰、腹部，脊肋角，多数为阵痛，也可表现为持续性疼痛。症状发作时，可能仅表现为腰部酸胀不适，活动或暴饮暴食可以促使疼痛发作或加重。绞痛发作时呈刀割样痛，常常突然发作，放射至下腹部、腹股沟、股内侧，男性可放射至同侧睾丸，女性则放射大阴唇部位。肾绞痛发作的时候，患者表现为急性病貌，双手按压疼痛部位，甚至因疼痛翻滚，紧张恐惧严重。发作时间有时持续数小时，也可几分钟就缓解。极少数人绞痛发作时，患者可面色苍白，全身冷汗，脉搏细速，乃至血压降低，呈虚脱状态。肾绞痛发作时多伴发恶心呕吐、腹胀等消化道症状。绞痛急性发作时，患者可伴有肉眼血尿，尿量减少，绞痛缓解后，尿量可增多。肾绞痛经解痉、止痛等对症处理可缓解，也可自行停止。上述症状可反复发作，时重时轻。

研究分析，引起肾绞痛的机制有三个方面，一是结石刺激引起输尿管平滑肌的痉挛，往往引起剧烈的绞痛；二是结石导致上尿路梗阻，往往表现为钝痛或胀痛；三是反复的结石刺激，引发炎症反应，释放炎性介质增多，炎性介质引起疼痛。因此，对于肾绞痛的处理，也要从引起的肾绞痛发生的机制出发，针对患者症状发生的特点和时间长短，予以相应的解痉、止痛及消炎等处理，往往会有显著效果。

还需要强调说明的是，虽然泌尿系结石是引起肾绞痛发作的主要原因，但其他疾病，如输尿管肿瘤，出血形成血块，血块通过输尿管时，同样也可以引起肾绞痛的发作。因此，急诊处理肾绞痛症状的时候，在分析病因时，不能只考虑结石因素，而耽误疾病的正确诊断。

肾脏结石一定有腰痛吗？

与肾脏结石相关的腰痛常被称之为肾绞痛。是由于疾病使肾盂，输尿管平滑肌痉挛或管腔的急性梗阻所造成的。因此，当肾脏结石所处的位置和大小不至于引起上述急性梗阻时，可能不会引起明显的腰痛，或仅有轻度的腰背部不适等症状。如肾盏结石及较大的肾盂内结石，由于结石的活动幅度不大，往往表现为腰部酸胀或者是钝痛。如果是米粒大小的小结石，在掉落入输尿管时，往往引起严重的输尿管梗阻，此时会伴有剧烈的腰痛，恶心呕吐还有血尿及下腹部刺激症状。其中，最易引起肾绞痛的结石主要是停留或嵌顿于输尿管的生理狭窄处：①肾盂输尿管连接部。②输尿管跨越髂血管处。③输尿管膀胱壁内段。

结石造成肾功能的损害为什么在不知不觉中进行？

结石最大的危害是最终会导致肾脏的损害，因为一个不足1cm的小结石，最终使一个肾脏丧失功能被迫做肾脏摘除手术，是临床常见的病例。那么，为何结石能造成肾功能的损害还让人不能觉察呢？

结石常常会有疼痛出现，甚至是无法忍受的肾绞痛出现，很多患者提起肾绞痛就为之色变，是人体最不能忍受的剧痛之一，但是为何还会有肾损害了人不觉察呢？原来，结石之所以疼痛，那是因为结石在体内活动造成的，结石越小越容易造成疼痛，因为结石小易于活动，大的结石反倒不易活动，因此常不会有感觉，但是，不活动的结石虽然不会造成疼痛，但危害更大，常常在不知不觉中造成肾脏的损害。结石一旦停留于某一个地方，会逐渐长大，并造成所停留部位以上的尿路梗阻，引起相应部位的扩张积水，结石逐渐长大，梗阻也逐渐加重，由于结石造成的梗阻是逐渐形成的，所以上尿路扩张逐渐加重，这一个过程是一个漫长的过程，人们常不会有感觉，往往等发现时，肾脏已成一个巨大的水囊，没有一点功能，留在体内就是一个祸害，常造成感染等，被迫接受肾切除手术。前述的肾绞痛常常是急性梗阻引起的，急性的梗阻造成尿路平滑肌的痉挛性收缩，造成绞痛的发生。而慢性梗阻并不能造成疼痛，但却是造成了慢性的肾脏萎缩，造成肾功能的永久性丧失。

急性梗阻造成疼痛常引起人们重视，因此危害并不大，但疼痛以后由于结石停留于某一个位置不再活动，因此造成误区，人们以为不痛了结石就痊愈了，不再就诊，不知不觉中，就造成了前述的慢性肾脏损害，因此，如果结石确诊，即便不痛了，仍要适当采用手段促进结石排出，并定期复查，确信结石已经排出再放松警惕。即便结石已经排出，仍要多饮水，预防结石再形成，并检查排除代谢性因素。

血尿等同于患尿路结石吗？

引起血尿的原因有许多，约95%以上是由于泌尿系统本身的疾病所致，以各种尿路感染性疾病、尿路结石、泌尿系统肿瘤（肾、输尿管、膀胱、前列腺肿瘤等）、肾脏囊性疾病（多囊肾、肾囊肿）、良性前列腺增生、肾小球肾炎（IgA肾病）最为多见。尿路感染性疾病多伴有明显的尿路刺激症状，如尿频、尿急和尿痛等，而尿路结石患者常合并肾绞痛。IgA肾病则主要见于儿童和青少年。

老年无痛性肉眼血尿通常见于泌尿系统肿瘤患者：40~60岁的患者以尿路上皮肿瘤（膀胱肿瘤、肾脏和输尿管肿瘤等）多见。60岁以上的患者除了尿路上皮肿瘤外，还可见于前列腺癌，良性前列腺增生等。尿路上皮肿瘤引起的血尿常为间歇性，有时出现血尿一次，不经治疗便可消失，容易被忽视，从而延误诊治。因此，老年人无痛性肉眼血尿，即使仅为一次，也应及时到医院进一步检查。少数前列腺增生患者增大的前列腺向膀胱内突出，导致膀胱颈部黏膜下血管充血、破裂引起肉眼血尿，有时可出现血块。这类患者往往早期先出现尿频、夜间排尿次数增多（2次以上）以及进行性排尿困难等症状。

此外，全身性出血性疾病（如血友病、再生障碍性贫血、特发性血小板减少性紫癜等）、物理化学因素（如食物过敏、放射线照射治疗、药物、毒物、剧烈运动等）也可引起不同程度的肉眼血尿。当然，并非所有的无痛性肉眼血尿都是由肿瘤引起。发现尿液呈红色后，也不要惊慌失措，首先要分清是真性血尿还是假性血尿。有些药物可以引起红色尿，如氨基苷类抗生素（包括庆大霉素、卡那霉素、妥布霉素等）、磺胺类药物（如复方新诺明等）均可引起肾毒性损害，出现血尿。头孢类药物若与氨基苷类药物或利尿剂合用，肾毒性更大。其他药物如阿司匹林、感冒通等有时候也可以引起血尿。

泌尿系统结石引起的血尿根据结石的不同部位一般伴有腰部不适、肾绞痛及中下腹部及尿道外口等处的放射性疼痛。多伴有与活动有关的血尿，且多为镜下血尿。

因此，血尿不等同于患尿路结石，要根据血尿性质进行相关检查才能确定病因。

为什么结石发作时有时候会引起发热？

《吕氏春秋·尽数》中记载："流水不腐；户枢不蠹；动也。"，这句话的意思是：流动的水不会发臭；转动的门轴不会被虫蛀。它最常用来比喻经常运动的东西不易受到外物的侵蚀。尿液也是如此，如果结石病程较长伴有梗阻，尿液流动就会减慢，甚至停滞，这个时候尿液就容易受到细菌这一"外物"的侵蚀。尿液受细菌侵蚀的结果就是继发尿路感染。尿路感染最常见的细菌是大肠埃希菌或革兰阴性菌。细菌的生长繁殖产生大量毒素，这些毒素是身体的致热原，它可以直接作用于体温调节中枢，导致体温中枢功能紊乱，体温调定点上调，从而导致体温上升，临床表现为发热。此时患者需要到医院就诊，如果化验尿液中有大量脓白细胞、继发急性肾盂肾炎或肾积脓，这时在进行积极抗感染治疗的同时，需尽快解除结石引起的梗阻，保持引流通畅，否则有发展成为败血症或脓毒血症的危险，甚至危及患者的生命安全。

泌尿系统先有结石还是先有感染？

这个问题好比是鸡生蛋还是蛋生鸡。但我们如果从泌尿系结石的形成原因入手，或许会帮助我们了解结石与感染的关系。肾结石的原因很复杂，有关因素包括外界因素、个体因素、泌尿系统异常以及尿液成分的改变。而感染则属于泌尿系统异常的一种。多种因素的异常导致尿液的改变，成石盐晶体过饱和、结晶，然后聚集成团，最后滞留在肾脏形成结石。

尿路感染是诱发结石形成的主要局部因素。感染产生的脓液、脓块、坏死组织、细菌菌落等均可以作为构成结石的核心。由于感染的细菌如大肠埃希菌、变形杆菌、沙雷菌、克雷伯杆菌、产气杆菌等，大多数含有尿素分解酶，它能使尿液中的尿素生成氨，使尿液呈碱性，从而促使磷酸铵镁和碳酸磷灰石处于过饱和状态。此外，感染时的坏死组织也可促使结晶在其表面聚集形成结石。

泌尿系统结石形成后，往往会造成尿路梗阻，使尿液排泄不畅，从而促使尿盐沉淀和结晶。梗阻更能造成尿液引流不畅，容易继发尿路感染。长时间的、反复的尿路感染可以引起感染性尿路结石。而结石本身就是尿路中的异物，会加重尿路梗阻的程度和尿路感染的频率。

因此，尿路感染、尿路结石是泌尿系统疾病互相促进的因素。感染可以引起肾结石，而结石梗阻可以加重感染，从而使结石越来越大，产生恶性循环。临床上不管是先发现尿路结石还是先发现尿路感染，我们都应该尽早治疗。

结石梗阻感染的三角"恋爱"关系是怎么回事？

肾结石引起的梗阻通常是不完全性的，部分肾结石可不引起肾积水，局限于肾盏的结石可以引起肾盏积水，如果结石完全阻塞于肾盂输尿管连接部，则可以引起严重的肾积水。输尿管的管腔较细，输尿管结石引起的肾脏积水程度通常比肾结石严重。膀胱结石、尿道结石也可能继发造成上尿路积水。当结石阻塞肾盂输尿管连接部或输尿管时，可引起急性完全性梗阻或慢性不完全性梗阻。及时解除梗阻后，可不造成肾脏积水，可无肾功能损害。结石导致上尿路梗阻的初始阶段，主要表现为肾盏扩张，静脉肾盂造影时可见肾杯状穹窿变钝，梗阻持续存在，会逐渐形成巨大的肾积水，肾脏扩张成为了很大的多房性囊腔，由多个大小不等高度扩张的肾盏构成，表面不规则，肾实质明显变薄，呈纸样薄，有时甚至呈透明状，巨大积水的肾脏充满了整个腹部和腰部，使肾功能完全丧失。有的结石没有引起腰背部疼痛不适、血尿等症状，容易被忽视，因此在不知不觉的过程中形成巨大的肾积水。

尿路结石作为异物有促进尿路感染的发生、病菌的侵入和繁殖的作用。结石引起梗阻造成尿液排出受阻以及局部机械性损伤、抵抗力下降，是结石易合并尿路感染的因素。尿路感染可以加速结石的增长，而在结石没有排出或被取出之前，尿路感染一般都不容易被控制。结石引起尿路梗阻并发尿路感染，细菌分解尿素产生氨，使尿液变成碱性，有利于磷酸盐沉淀而导致结石迅速增大。增大的结石一方面可以加重对其黏膜的机械性损害，另一方面也加重肾积水的程度，进一步促进感染的发生。如此恶性循环，最后造成严重的上尿路积水，肾实质破坏，加速肾功能减退的发生，甚至造成肾脏功能的完全丧失。

尿频、尿急等尿路刺激症状和哪些因素有关？

泌尿系统结石在很多情况下都可以引发尿频、尿急等尿路刺激症状。这些症状的出现与结石位置、是否伴发感染、是否造成梗阻等许多因素有关。

上尿路结石，也就是肾结石或输尿管结石，通常主要的症状是肾绞痛或/和血尿，但当上尿路结石合并尿路感染时，也可引发尿频、尿急、尿痛等症状。另外，当输尿管结石位于输尿管的膀胱壁内段时，可因为结石嵌顿造成输尿管末端、输尿管口和膀胱三角区局部的水肿、炎症反应，引发尿频、尿急症状。

膀胱内结石可随患者的体位变化、身体活动而活动，粗糙的结石刺激膀胱黏膜，特别是膀胱三角区的黏膜时，可导致尿频、尿急等不适。膀胱结石在排尿的过程中可移位到膀胱出口处，堵塞膀胱出口，此时患者排尿突然中断，并常伴发下腹部和会阴部钝痛，亦可为明显或剧烈疼痛，这种疼痛还可放射至前尿道、阴茎头处。有些膀胱结石在患者变换体位后可回到膀胱内，这时患者的症状可缓解。如果膀胱结石嵌顿在膀胱出口处或后尿道，结石既不能回到膀胱内，又不能经尿道排出，则可能引发持续的疼痛和尿频、尿急症状，甚至是急迫性尿失禁表现。

尿道结石主要因为刺激尿路黏膜、造成排尿梗阻而引发尿路刺激症状。另外，尿道憩室内的结石常伴发感染，感染和不能排出的结石相互作用，引发恶性循环，常导致持续存在的尿频、尿急等症状。女性的尿道憩室结石也常有尿频、尿急、尿痛、脓尿和血尿，但性交痛为突出的症状。

排尿突然中断和结石有关吗？

排尿中断是指排尿过程中尿流不受主观意识控制的突然停止。一般发生在前列腺增生的患者，由于增生的前列腺叶梗阻所致。膀胱结石患者，因结石机械性堵塞，也可出现排尿中断现象。

良性前列腺增生患者有排尿突然中断、显微镜下血尿及尿痛明显者，要考虑并发膀胱结石的可能。BPH伴有的膀胱结石是继发性结石，系因膀胱出口梗阻所造成，其并发率可达10%以上。因而，男性老年因膀胱结石前来就诊者，应做直肠指检、B超等无创伤性检查，以除外BPH继发膀胱结石的可能。

膀胱结石的主要症状为尿痛、排尿障碍和血尿。疼痛可为下腹部和会阴部钝痛，亦可为明显或剧烈疼痛，常因活动和强烈运动而诱发或加剧。

如疼痛系结石刺激膀胱底部黏膜而引起，常有尿频和尿急，排尿终末时疼痛加剧，且可伴终末血尿。患者常欲卧位以求疼痛缓解。结石嵌于膀胱颈口，则出现明显排尿困难，排尿时常呈滴沥状，亦可尿流中断或发生急性尿潴留。出现排尿困难时，患者必须改变体位或摇晃身体，才能继续排尿，此时突然发生剧痛，且可放射至阴茎、阴茎头和会阴部。尿流中断后再继续排尿时往往伴有血尿。

前列腺内结石有何特点？

前列腺结石一般是指原发于前列腺腺泡和腺管内的结石，它与停留在前列腺尿道部，来自肾、输尿管或者膀胱的尿道结石是完全不同的。而嵌于前列腺尿道的结石或尿道囊性扩张中的结石，则属于泌尿系结石，两者为不同概念。由于前列腺疾病同尿路结石密切相关，其疾病症状同尿路结石很容易混淆，而前列腺又包绕着尿道部，有些前列腺结石也会排入尿道形成尿道结石。

前列腺结石的大小相差很大，其直径小的可仅1mm，大的达3~4cm，多数为小米粒至豌豆大小；数目也相差很大，可一个至数百个不等；色棕黄、棕色或黑色，质地坚硬。

前列腺结石好发于40岁以上的中老年男性，有些人可毫无症状，有些人可因合并前列腺增生、慢性前列腺炎或者尿道狭窄而表现出这几种疾病的相应症状。此病常在患者前列腺增生接受B超等影像学检查时被发现，偶有较大或者靠近直肠前壁的前列腺结石在医生做肛门指检时被发现。前列腺结石内常储存细菌，间断排菌是慢性前列腺炎反复发作和尿路感染反复发作的根源之一。相关试验证明，对前列腺结石和前列腺组织进行细菌培养，结果压碎的前列腺结石培养后有大量的细菌生长，而未压碎的组织培养却无细菌生长。此外，前列腺结石中的细菌还可躲藏在盐类和钙质的外壳内，不易被抗生素杀灭，这是慢性前列腺炎不易治愈和反复发作的原因之一。

泌尿系统结石会引起消化道症状吗？

泌尿系统和消化系统是人体不同的两个系统。从病理生理学角度讲，两者存在联系。泌尿系结石也会部分地引起消化道症状。这些症状主要分为如下两种情况。

在肾绞痛发作时，会反射性的引起恶心、呕吐、便秘等症状。因此会有患者以上述症状在消化科首诊，后明确诊断为泌尿系结石引发的肾绞痛发作。但是不能仅凭上述消化系统症状就草率考虑肾绞痛发病。因此同急腹症、消化道疾病、血管疾病等的鉴别诊断非常重要。

此外，如果泌尿系结石导致单侧或双侧上尿路积水进行性加重，并最终引起肾功能不全，也会引发消化道症状。这是由肾功能不全引起的电解质和酸碱平衡紊乱引起的。可能的消化道症状有纳差、厌食、消化不良、营养不良等。

因此，对于上述消化道症状，本书建议及时就诊、注意鉴别诊断、早期治疗原发病，同时对于消化道症状给予对症处理。

诊断与鉴别诊断篇

泌尿系统结石的主要筛查手段有哪些？

泌尿系统主要的筛查手段有这些：

B超：B超是泌尿系统结石最常用的筛查手段之一，它费用低、准确度高、禁忌证少、已经广泛应用于泌尿系统结石的诊断、随访、复查等各个方面。特别要说的是B超能检出X线不显影的尿酸结石。

泌尿系统平片，大约90%的泌尿系统结石能在X线片上显影，不同大小、成分的结石在平片上显影的深浅不同。但是要注意，尿酸盐结石在X线片子上是不显影的。泌尿系统平片检查还受到一些因素的影响，例如那些肥胖、结石较小或肠道内气体较多的患者检查效果就不太理想。另外，判断结石时需要与腹腔内的钙化灶相鉴别。

静脉尿路造影：静脉尿路造影检查不仅仅能显示结石的大小、位置，还能对肾脏功能、肾积水和输尿管扩张情况进行初步的评估，并且对于阴性结石，如尿酸盐结石在静脉尿路造影片子中可以表现为造影剂的"充盈缺损"，从而做出诊断。

逆行肾盂造影：逆行肾盂造影是一种有创的检查，通过膀胱镜，在输尿管内插管，然后打入造影剂拍片，一般用于静脉尿路造影不能明确诊断的病例。

CT及CT尿路造影：CT在泌尿系结石检查中的精准性不容置疑，可通过三维技术的重建，显示出立体的图像，为今后制定进一步治疗方案提供有效的依据，但是其检查费用的高昂限制了CT及CT尿路造影在泌尿系统结石筛查中的作用。

放射性核素扫描及肾图：放射性核素扫描不光能显示结石，而且能反映肾功能损害的程度，对治疗方案的制定有着指导意义。

不同影像学检查的应用同结石病程有关吗？

影像学检查是泌尿系结石不可缺少的诊断手段，有尿路平片（KUB）、静脉肾盂造影（IVP）、逆行肾盂造影、超声、CT、磁共振、放射性核素等。

在病程不同时选择不同的检查手段是非常必要的。在肾绞痛急性发作期，由于要确诊症状是否为尿路结石引起，因此需要能定性且无创的检查方法，而超声检查和尿路平片则兼具这两项优势，因此常被用作疾病的筛选和甄别。大量的临床实践显示尿路平片联用超声检查可以诊断绝大多数输尿管结石患者。尿路平片应包括双侧肾脏、输尿管、膀胱及后尿道。范围上至第11胸椎，下至耻骨联合或稍低位，简写为KUB，被列为泌尿系结石的常规检查。因90%以上的尿结石含有钙盐，在X线平片上可显示致密影，故尿路平片在诊断泌尿系结石方面有特殊重要价值。大部分肾结石都能在尿路平片上显影，表现为肾盂、肾盏内形状各异、浓淡不一的致密影。在尿路平片上，输尿管结石表现为输尿管走行区的致密阴影。

超声检查也被列为泌尿系结石患者的常规检查项目，其目的是：①诊断泌尿系结石。②了解有无肾积水。③了解肾实质厚度。④提供鉴别诊断资料，如鉴别肿瘤、血块、胆结石等。超声检查的优点是方便、快捷、无损伤，最适合泌尿系结石患者的筛选和随诊。

非增强CT检查因为其快速而且无需造影剂的优点而成为另一选择。CT的一个优势是可以显示在普通平片上不显影的尿酸结石和黄嘌呤结石；其诊断肾脏、输尿管结石的敏感性在96%~100%之间，特异性在92%~97%之间，敏感性远远优于尿路平片。另一个优势是可用于肾绞痛与一些急腹症，如阑尾炎、卵巢囊肿蒂扭转等疾病的鉴别，结果优于其他影像检查。

在肾绞痛过后的进一步诊断治疗时，此时结石位置已经相对固定，因此需要有一项能够判断结石具体位置的"定位"检查手段，排泄性尿路造影也称静脉肾盂造影（IVP）或静脉尿路造影（IVU）则是目前临床上常用的方法，是泌尿系结石患者的基本检查。IVU是利用造影剂在尿路排泄过程中，使尿路各器官显影的造影方法，简单易行，痛苦少，危险性小，可以观察整个泌尿系统的解剖结构、分泌功能以及各种尿路病变。IVU不仅能清楚地显示肾脏轮廓、肾盏、肾盂形态、输尿管走行和两肾功能情况，而且还可以明确结石停留的确切位置及其对尿路所造成的影响和结石形成的可能原因，为选择治疗方法提供有价值的资料。结合尿路平片（KUB）可显示结石大小、数目，而IVU能提供结石在肾盏、肾盂或输尿管内的确切位置，这些资料对确定治疗方案有直接作用。尿路平片上不能显影的阴性结石，在IVU片上可呈现充盈缺损。一旦发现充盈缺损，应进一步检查，以确定这一充盈缺损是透X线的结石，还是血块、肿瘤和其他不常见的病变。IVU可了解肾脏功能，还可发现肾脏大小、数目及位置的异常，如马蹄肾、重复肾或重复输尿管等。这项检查既能显示结石的位置，又能用于鉴别结石同腹腔及后腹腔钙化点的不同。

需要注意的是，在进行IVU检查前，要详细了解患者的全身情况、过敏史以及肾脏功能情况。对造影剂过敏、中、重度肾功能不全的患者禁用IVU检查。在肾功能尚好时，IVU可准确显示结石梗阻部位。

当肾功能严重受损，IVU检查尿路显示不清时或对造影剂过敏的患者，可行逆行性尿路造影。检查前需要通过膀胱镜经患侧输尿管口插入输尿管导管，注入造影剂，拍X片检查。但逆行性尿路造影为有创检查，目前大都采用螺旋CT尿路成像（CTU）或磁共振尿路水成像（MRU）。

当结石梗阻时间长，患侧肾功能受损害，IVU检查患侧尿路显示不清，行螺旋CT尿路成像（CTU）检查有助于明确病变情况。螺旋CT在诊断泌尿系结石方面，具有其他影像学检查难以比拟的高敏感性和特异性，不易受肠道内气体干扰，且能区分尿酸结石和其他类型含钙结石。螺旋CT检查能获得人体泌尿系横断面密度分辨力很高的图像，解决了X线摄影术平面成像的组织重叠问题。螺旋CT由于克服了普通CT的许多重大技术限制，在临床的应用越来越广泛，能将横切面图像转换成泌尿科医生熟悉的类似IVU图像，清楚显示结石的大小和形态，包括阴性结石，对选择治疗方法很有帮助。随着16层甚至64层螺旋CT在临床中的应用，泌尿系统影像的纵向空间分辨率大大提高，多层螺旋CT泌尿系成像（CTU）也正在逐步取代传统的IVU及大部分磁共振泌尿系成像（MRU）技术。此项技术提供了精准的定位外，还能够发现潜在的伴随病变，已经广泛地用于临床诊疗过程中。也需要注意的是对造影剂过敏、中、重度肾功能不全的患者禁用CTU检查。

当肾功能严重受损，对碘造影剂过敏的患者，可选用磁共振泌尿系成像（MRU）检查，MRU无需造影剂、无放射性，使用、检查方便，适用于老人、儿童、孕妇、肾功能不全患者。MRU一般能显示上尿路梗阻部位，但在MRU上结石不能直接显影，对结石的诊断主要依靠间接征象，当鉴别困难时，需要结合X线尿路平片、CT扫描等。

泌尿系结石引起上尿路梗阻，会影响肾脏功能，梗阻时间越长，影响越大，这时需要行放射性核素检查。肾动态显像不仅显示泌尿系统形态影像，更重要的是可以同时提供肾血流灌注、实质功能和尿流引流等多方面的信息，能较准确的测定总肾功能、分肾功能的变化。

泌尿系统数字三维成像技术（CTU）是如何发挥作用的？

泌尿系结石的诊断除了根据症状作初步的判断外，确诊主要依靠影像学检查，包括前文所提到的X片，静脉肾盂造影，B超等等。利用上述手段，绝大多数结石可以得到确诊。普通CT由于其相对较高的价格和对小结石漏诊的可能性，并不作为首选的诊断手段。近年来发展起来的一种新的CT技术——多层螺旋CT的应用，使得CT在结石的诊断方面得到更为广泛的应用。

多层螺旋CT泌尿系成像简称CTU，是利用CT技术显示肾集合系统、输尿管和肾实质、膀胱的方法，它把静脉尿路造影与CT部分性地结合为一体，兼具普通静脉尿路造影与CT的优点。CTU是指经静脉注入造影剂后，利用CT对包括靶器官在内的受检层面进行连续的薄层容积扫描，然后运用计算机进行图像后处理。最终经肾脏的分泌功能使肾盏、肾盂及输尿管、膀胱充盈，从而可一次性获得包括肾盏、肾盂、输尿管、膀胱在内的整个立体显示的泌尿系成像的技术。

CTU相对传统的影像学检查有诸多优势。首先它得到的图像是经计算机处理后形成的三维立体图像，一方面可以直接观察结石的大小、形态和位置，小的结石也不容易遗漏，另一方面也可更为清晰地显示结石梗阻以上的尿路的积水程度，了解肾脏功能，这对临床医生的治疗方法选择非常有帮助。其次，除了显示结石，结合截面图像，CTU还可同时显示泌尿系统周围的组织情况，包括有无异位的血管，输尿管的梗阻是否为周围组织（比如肿瘤）的压迫所致。此外，CTU对结石合并泌尿系先天畸形的诊断优势也尤为突出，如双肾双输尿管畸形、输尿管异位开口等等。这为临床医生更准确、严谨地评估病情提供了更好的手段。

肾同位素动态显像技术是用来解决什么问题的？

肾图检查原理：^{131}I–邻碘马尿酸（^{131}I–OIH）185kBq~370kBq（5uCi~10uCi）静脉注射后，进入肾脏由肾小管上皮细胞吸收后分泌到肾小管腔内排泄，用肾图仪动态记录其时间——放射性曲线。临床应用于：①急性上尿路梗阻诊断，诊断灵敏度80%~90%；②分肾功能的判定：对肾性高血压诊断、分肾功能关系均有较好价值。如肾性高血压有肾血管性高血压和肾实质疾病性高血压，若有一侧肾血流灌注不良、肾影较对侧明显缩小及肾实质内放射性清除延缓，阳性率为54%~100%（85%），克普定（Captopril）试验进一步提高诊断正确率。

介入试验包括利尿试验和克普定（Captopril）试验，前者应用于鉴别机械性尿路梗阻和非梗阻型尿路扩张；后者的原理为降低血压，减少肾有效血浆流量，加重患肾的缺血程度，应用于提高轻度单侧肾动脉狭窄的检出率。

肾有效血浆流量和肾小球滤过率的测定。原理：单位时间内肾能清除血浆中某物质的ml数称为血浆清除率。因邻碘马尿酸和MAG3通过肾时几乎完全被清除，故其血浆清除率相当于肾有效血浆流量。单位时间内从肾小球滤过的血浆容量（ml/min）为肾小球滤过率（GFR）。用只经过肾小球滤过而无肾小管分泌的示踪剂，利用γ相机可测量各肾GFR。临床应用：GFR（肾小球滤过率）和ERPF（肾有效血浆流量）是重要的肾功能参数，用核医学方法很容易测得，研究表明，它们与Ccr、Scr及最高尿比重呈良好正相关，并且GFR较Ccr等指标更灵敏地反映肾功能。可较早发现肾功能损害。

肾显像（肾灌注显像，肾动静态显像）。显像原理：静脉注射由肾小球滤过或肾小管分泌型显像剂，用ECT快速连续采集包括双肾，输尿管及膀胱的放射性影像，可依次观察到显像剂在肾脏的灌注、摄取，分泌；排泄的整个过程，不仅可提供泌尿系统的形态影像，而且能提供有关肾血流灌注、实质功能和泌尿排泄等多方面的信息及定量指标。对上尿路梗阻的诊断灵敏度80%~90%，当无合并肾功能损害时对梗阻的诊断灵敏度与IVP相当，但当出现肾功能损害时，部分患者IVP不能显影，而只要有3%的残留肾功能，ECT即可显影。

利用利尿肾图可鉴别机械性与功能性梗阻。

经静脉泌尿系统造影显像技术（IVU）是否已经过时？

经静脉泌尿系统造影（IVU）又称静脉肾盂造影（IVP）或排泄性尿路造影，检查时经静脉注射不透X射线的含碘造影剂，造影剂经肾脏排泄，X

线照射下显示出肾脏外形、轮廓及肾盏、肾盂、输尿管、膀胱和尿道的轮廓外形，凡是怀疑泌尿系患有结石、感染、畸形、梗阻、肿瘤等疾病，泌尿系临近器官疾病可能累及泌尿系，以及需要了解肾功能者，均是静脉尿路造影的适应证。

IVU不但能测定肾脏排泄功能，而且可以观察尿路器质性病变，因其简便易行，诊断价值高，是泌尿系统检查中重要的一种造影方法，虽然CTU和MRU的出现使得静脉肾盂造影技术受到了挑战，但是由于经济因素及其他方面的原因，IVU目前仍然是泌尿系统非常重要的检查手段。

对各种病变造成的肾破坏，失去功能，IVU不显影时则需通过B超、CT、MRU等进一步检查；对于阴性结石，以及尿路造影不显影时的肾脏，B超更有价值。输尿管其他疾病，如结核、息肉、憩室、囊肿等由于管径较小，B超不易与其他器官鉴别，需进行CT、MRU等检查。CT对肿瘤、结核等疾病有很高的阳性率，但CT增强扫描也有碘过敏反应，不能用于肾功能衰竭的患者。近年来MRU检查应用日益推广，MRU检查尿路积水准确性同IVP相似，它具有无X线损伤，无需造影前肠道准备，成像时间短，无需造影剂，可用于碘过敏反应患者，对肾功能无依赖性等优点，但MRU显示结石及肾盂肾盏破坏尚不如IVU，且MRU检查价格昂贵，特别对尿路结石不用于首选检查。X线可以提供病变的形态、大小、部位等有价值的诊断资料，并能做出明确诊断，故在常规检查中IVU与B超、CT、MRU等其他检查联合应用可有效提高阳性诊断率。由此可见，虽然CTU、MRU等新型造影技术已广泛运用于泌尿系统疾病的诊断中，但各自还是有不足之处，其适用范围还存在一定的限制，当CTU及MRU无法运用于病患或不能明确诊断时，IVU检查或许能对疾病的诊断起到非常重要的作用。

当患者碘过敏时，能使用什么诊断技术来定位结石？

影像学检查是诊断泌尿系结石的重要方法。常用的影像学检查方法包括：B超、静脉肾盂造影（KUB+IVP）、泌尿系统CT（CTU）、以及泌尿系统核磁共振成像（MRU）等。

其中，静脉肾盂造影以及CTU检查需要使用含碘的造影剂（如安其格纳芬、碘佛醇、泛影葡胺等）作为增强对照，这样才能使泌尿系统充分显影，从而定位结石的位置、大小、积水的程度以及同周围脏器的关系等。而这些信息对于结石的诊断和治疗都是极为关键的。

由于个体差异，部分人对碘剂过敏，因此不能使用。在碘过敏的情况下，一旦使用碘剂，极易引起过敏性休克，从而危及生命，须立即抢救。那么，是否碘过敏的患者就不能进行影像学检查了呢？答案是否定的。

B超是定位、诊断泌尿系结石最安全、经济、便捷的手段。B超的缺点是分辨率不高、受腰背部骨骼及腹腔肠道影响大，以及不能重建图像等。

MRU检查也需要造影剂，但造影剂不含碘，因此碘过敏者可以行该项检查。MRU与CTU一样，可以重建尿路图像，但较CTU欠清晰。对于金属支架植入等患者有禁忌。

一般的，在碘过敏的情况下，可以用MRU检查来代替KUB+IVP检查和CTU检查。

如何找出"隐形"的结石？

95%以上的尿结石含有钙，在X线平片上可显示致密影。纯尿酸结石及胱氨酸结石等在平片上不显影，常被称为"隐形"结石。如果对怀疑尿路结石的患者仅行X线检查进行诊断，这些所谓"隐形"结石往往容易漏诊。此时对怀疑有隐形结石的患者行B超检查，往往可以找到这些隐形结石。腹部平片上不能显影的"隐形"结石，在静脉尿路造影片上可呈现充盈缺损。CT也可用于"隐形"结石的诊断。现在泌尿系统CT三位成像技术（CTU）已经是隐形结石检查中的不二选择，此项技术提供了精准的定位外，还能够发现潜在的伴随病变，已经广泛地用于临床诊断过程中。

如何诊断泌尿系统内的"软结石"？

软结石，是区别于草酸钙结石、尿酸钙结石、磷酸钙结石等钙盐结石的一类结石。它又可称为纤维素结石或基质结石，其主要成分为糖类和蛋白（所占比例约为1：2）。它是由凝固黏液样物质和少量晶体成分构成。软结石呈灰白色，有洋葱状的分层软壳状结构。泌尿系统的软结石多发生于肾盂，膀胱内软结石比较少见。软结石的发病率男：女比例约为9：1。

软结石发病常与泌尿系感染密切相关。软结石发生时，常伴较严重的膀胱及尿路感染，中段尿培养多见变形杆菌，部分病例也可为大肠杆菌。常见的引发尿路感染的因素为创伤和尿路梗阻，间接诱发肾、膀胱软结石形成。

值得一提的是，糖尿病患者也是软结石的易患人群。因为糖尿病本身的高血糖即为感染的易患因素。除此外，糖尿病还与软结石形成直接相关。一方面，糖尿病患者膀胱黏膜抗感染能力下降，愈合能力差，为感染创造条件；另一方面，糖尿病血管病变使肾小球通透性增加，尿中有大量纤维素和蛋白质，而膀胱内大量细菌与有机物并存正是软结石形成的必备条件。膀胱内细菌使尿液碱化，尿中黏蛋白聚集，细菌附着在这些有机物聚集体上并不断增殖，进而形成软结石。通过扫描电镜观察，软结石纤维素间结晶颗粒上附着许多细菌，证明结晶颗粒上有利于细菌附着的中性和酸性黏多糖。

软结石的核心可以是尿路感染产生的成团死亡细菌，也可以是渗出的纤维素团、黏膜碎片、凝血块，或脓苔与细菌聚积物。软结石主体为细菌团和基质成分，基质在普通结石中约占2.5%，而在软结石中可达65%（42%~84%）。基质中蛋白质约占64%，糖占9%，氨基多糖占5%，水占10%，另有12%为不定型无机物。

肾、膀胱软结石轻者可无特异症状和体征。临床上，软结石可表现为炎症的常见症状，包括发热、尿频、尿急、尿痛、排尿困难、血尿等；也可为典型的泌尿系结石表现，主要为肾绞痛。肾绞痛为突然发作的阵发性刀割样疼痛，疼痛时患者辗转不安，剧烈难忍，疼痛部位可从腰部或侧腹部向下放射至膀胱区，外阴部及大腿内侧。严重的软结石若不及时处理，可发生无尿、肾功能衰竭、中毒性休克甚至死亡。

辅助检查中，软结石同普通结石的影像学检查方法类似：泌尿系平片，静脉尿路造影，B超检查，泌尿系CT三维成像（CTU），磁共振泌尿系水成像（MRU等）。其中平片上可见密度不均的钙化影。

实验室检查是如何在诊断结石中发挥作用的？

结石由晶体和基质两类物质组成。晶体的主要成分是无机盐和有机盐，包括草酸钙、磷酸镁铵、尿酸等，占结石成分的绝大部分；尿路结石的其他成分是基质，主要来源于尿中黏蛋白。因此对尿路结石患者的血液、尿液的检测有助于分析结石成分和成石原因，为结石的治疗和预防提供帮助。

（1）血液检查

①血钙：正常值2.25~2.75mmol/L。血钙浓度增高常见于甲状旁腺功能亢进症、多发性骨髓瘤、维生素D增多症等。血清钙增高导致尿钙增高，而尿钙增高是形成含钙结石的重要因素。

②血磷：正常值0.87~1.45mmol/L。甲状旁腺功能亢进症患者肾小管重吸收磷受抑制减弱，尿磷排泄增多，使磷酸盐易在尿中形成结晶，导致磷酸钙结石的形成。

③血尿酸：正常值0.21~0.42mmol/L。高尿酸血症常伴尿中尿酸排出增加，容易形成结石。

④血肌酐：正常值60~120μmol/L。为肾功能检查标志，增高表示肾功能减退或衰竭。

⑤血镁：正常值0.65~1.25mmol/L。血镁减低见于甲状旁腺功能亢进症、晚期肝硬化、严重呕吐等患者。

⑥血甲状旁腺素：正常值136~153ng/L。甲状旁腺功能亢进症患者易发生结石。

（2）尿液检查

①尿常规：酸碱度因结石成分不同而异。镜检可见红细胞，如合并感染，可见到白细胞，有时尿中可见到特殊结晶团块。

②中段尿培养及细菌药物敏感试验：有利于合理选择抗菌药物。

③尿酸：正常值2.4~4.1mmol/24小时，部分尿酸结石和特发性含钙结石患者可出现高尿酸尿。

④尿钙：低钙饮食时<3.75mmol/24小时，一般饮食时<6.25mmol/24小时，高钙饮食时约10mmol/24小时。高尿钙是形成结石的重要因素。原发性甲状旁腺功能亢进症、髓质海绵肾和特发性高钙尿等与尿石症关系密切。

⑤尿枸橼酸：正常值>320mg/24小时。低枸橼酸是结石形成的重要因素。肾小管酸中毒和部分特发性含钙结石患者可见尿枸橼酸浓度显著降低。

⑥尿草酸：正常值91~456μmol/24小时，尿草酸盐增加是形成结石最主要的因素。尿中草酸的来源20%~40%来自于维生素C，10%~15%左右摄取自食物。

⑦晨间新鲜尿pH值测定：感染性结石患者的pH值常高于7.0，尿酸结石患者pH值小于5.5。

⑧尿镁：正常值3.0~5.0mmol/24小时。镁能预防结石形成，缺镁可促进结石形成。

⑨尿磷：正常值12.9~42mmol/24小时。尿中无机磷排出增加，使磷酸盐易在尿中形成结晶，导致磷酸钙结石的形成或成为钙性结石的组成部分。

⑩尿肌酐：正常值7.1~17.7mmol/24小时。尿肌酐减少见于肾功能不全，蛋白质分解代谢加快时尿肌酐可增加。

⑪尿胱氨酸：正常值83~830μmol/24小时。胱氨酸尿症是一种先天性代谢疾病，尿中可见胱氨酸结晶，易引起尿路复发性胱氨酸结石。

⑫尿酸性黏多糖：酸性黏多糖是结石的基质成分，排泄过多有助于结石的形成。

⑬24h尿的化验：须正确收集24h的尿液，尿液计量要准确。化验的内容包括：24h尿钙、磷、镁、枸橼酸、尿酸、草酸、胱氨酸等。

尿液常规检查能告诉我们哪些秘密？

尿液检查不等同于尿常规检查，但平常通俗所说的"尿检"多指查尿常规。尿常规是最主要的实验室检查之一，尿常规项目大致可分为四大类：肾病类、糖尿病类、泌尿系感染类，以及其他疾病类。

尿常规检查包括尿液的一般性状、化学成分及沉淀检查。正常尿液成人每日1500~2000ml，颜色呈淡黄色、透明、少许氨臭味，尿比重为1.010~1.025。如有泌尿系感染，尿液会变浑浊、异味等。正常尿液呈现弱酸性，尿糖及尿蛋白定性均为阴性。尿沉渣显微镜检，包括细胞成分（红细胞、白细胞）、管型、盐类结晶等。尿中有大量白细胞说明泌尿系统有炎症；有大量红细胞说明血尿；如尿中出现管型，说明肾脏有器质性疾病存在；如有大量草酸钙结晶，则说明有尿路结石的可能。

尿液常规可以反映出很多重要信息，对我们如何指导预防结石有很大的帮助。尿色深，尿量少，尿比重较高，说明尿液浓缩，提示患者需要加大每日的摄水量，一般认为大量饮水增加尿量，降低尿中形成结石的各种物质的浓度，是预防结石形成和长大最有效的方法。目前公认的液体摄取量为每24小时尿量需要达到2~3L为宜。尿常规中白细胞高于正常范围，提示存在尿路感染，尿路感染与尿路结石互为因果，往往会促进结石的进展和长大。通过尿常规了解是否存在尿路感染及严重程度，可以指导我们进行抗感染治疗，并可用于临床监测。同时可以了解尿液的酸碱度，对尿液酸化进行监测，利于感染治疗和预防。

酸碱度是影响结石形成的一个重要因素，尿液的酸碱度提示机体是否存在代谢障碍。常见的含钙结石、感染性经石、尿酸结石、胱氨酸结石在不同的尿液酸碱环境中较易形成，含钙结石在一般正常尿液中即较易形成，感染性结石在碱性尿液中较易形成，尿酸结石、胱氨酸结石则是在酸性尿液中较易形成。不同的尿液酸碱度对形成结石的盐类的溶解度影响也很大。

尿沉渣结晶检查是尿沉渣检查的内容之一。尿中结晶与尿液酸碱度有一定关系。尿液结晶有多种，常见的有草酸钙结晶、无定型尿酸盐结晶、尿酸结晶、磷酸胺结晶、磺胺结晶等。尿液中的结晶可分为代谢性和病理性两类，代谢性结晶多来自饮食，一般无大的意义，持续大量出现可能提示与结石相关。痛风时，尿酸结晶增加；尿中出现尿酸结晶并伴有红细胞时，提示有膀胱结石或肾结石的可能。尿中草酸钙结晶增多，并伴有尿路刺激症状及尿中有红细胞，应考虑结石的可能。服用磺胺药物时，如尿中出现大量磺胺药物结晶并伴有红细胞，则有发生泌尿系结石或导致尿闭的可能。尿中磷酸钙结晶大量出现，常见于膀胱尿潴留、下肢麻痹、慢性膀胱炎、前列腺肥大、慢性肾盂肾炎等。出现尿酸铵结晶，表示膀胱有细菌感染。因此在行尿常规检查时，分析尿沉渣结晶的检查结果，分析结晶成分及其比例，对指导我们饮食调节预防结石意义重大。管型是蛋白质在肾小管内凝聚而成的，尿液中出现管型一般是肾实质病变的证据，在其形成的过程中，若含有细胞，则为细胞管型；如含退行性细胞碎屑，即为颗粒管型。尿液中出现管型提示肾脏疾病，对我们在处理结石的同时，治疗肾脏疾病，去除引起结石的诱因和病因有很大价值。

甲状腺和甲状旁腺功能检查为何不应该被忽视？

至少90%以上的尿路结石含有钙的成分，草酸钙和磷酸钙结石是最常见的尿路结石。病因学的研究已经充分证实，体内钙的代谢异常是引起含钙尿路结石的重要因素之一。血清钙正常水平的维持依赖于甲状旁腺激素和维生素D对经肠道吸收的钙以及骨内所含钙释放的调节作用。甲状旁腺激素、降钙素和甲状腺激素是影响钙代谢的重要因素。因此，泌尿系统结石患者有必要检查甲状腺和甲状旁腺功能。

据估计，大约1/3的含钙尿路结石患者存在着高钙尿症，其中有部分患者有低血磷。其中，在相当部分的患者中，高钙尿症是他们体内存在的主要代谢紊乱形式。

甲状旁腺激素（PTH）是由甲状旁腺分泌的，PTH作用的靶器官主要是骨和肾。对骨，主要刺激破骨细胞分泌各种蛋白水解酶以及增加乳酸和枸橼酸的产生，使骨基质和骨盐溶解，释出钙和磷。但刺激骨细胞分泌的胰岛素样生长因子1又有促进骨胶原及基质合成的作用，有利于成骨作用。对于肾，PTH一方面刺激1，25-（OH）$_2$D$_3$的生成，促进肠道对钙和磷的吸收；另一方面促进肾小管重吸收钙并抑制磷的重吸收，增加磷从尿液排出。原发性甲状旁腺功能亢进时，由于PTH大量分泌，肾对钙的重吸收增加，对磷的重吸收受到抑制而大量排出磷，从而造成低血磷。同时，高水平的PTH还可增加肠道吸收钙磷。上述作用的综合结果是血清中钙浓度增加，而磷浓度降低。肾脏由于钙滤过负荷超出其自身的调节能力，出现高尿钙，容易导致结石形成。

降钙素是体内C-细胞分泌的激素。人体的C-细胞除分布在甲状腺组织中以外，甲状旁腺和胸腺中也有存在。降钙素的分泌与血钙水平有关，降钙素可抵消甲状旁腺激素对骨的作用，促使肾脏排泄更多的钙和磷，使血清钙和磷的水平下降。

甲状腺激素促进正常人和甲状腺功能亢进患者的钙、磷经尿液排泄，也促进钙经消化道的排出。甲亢患者体内骨钙转化过度，血清离子钙浓度增高，后者抑制甲状旁腺激素的释放，使血钙稍高于正常人。

腰区疼痛和肾绞痛有什么异同？

肾绞痛又称肾-输尿管绞痛，是由于急性梗阻引起肾盂、输尿管平滑肌痉挛，造成肾盂内压力增高、肾包膜张力增高，从而引发反射性的剧烈疼痛。当梗阻有所缓解（如结石移动后梗阻减轻）时，肾盂内压力减小，疼痛可以有所缓解。因此，1周内甚至1天内多次连续或间断发作肾绞痛在临床上是十分常见的。肾绞痛多有肾结石病史，在没有诱因的情况下突然出现腰腹部的剧烈疼痛，疼痛可以放射至大腿根部、外生殖器、后肩部等。疼痛呈持续性，阵发性加剧，数十分钟到数小时不等，严重者在地上打滚，轻者有时可以自行缓解。伴有恶心、呕吐。用手握拳叩击疼痛侧的肾区，患者会疼痛加剧，痛苦不堪。需用杜冷丁等止痛剂才能缓解疼痛。超声检查可以发现疼痛侧有肾结石或输尿管结石，尿液检查可以发现有镜下血尿即红细胞存在。

腰区疼痛往往表现为腰部的持续性钝痛，腰部转动或弯腰时加剧。多是由于腰部肌肉劳损、腰椎骨质增生、腰椎间盘突出压迫神经或者腰部外伤所造成的。这种疼痛多数可以忍受，是一种慢性疾病。用手握拳叩击疼痛侧的肾区，无叩击痛。口服止痛片即可止痛。大多患者不需服药，只需休息即可疼痛缓解。超声检查泌尿系统没有肾结石或输尿管结石，尿液检查无镜下血尿。

胆绞痛、心绞痛和肾绞痛的症状主要区别有哪些？

（1）肾绞痛，是由于结石、血块等原因使肾盂，输尿管平滑肌痉挛或管腔的急性部分梗阻所造成的，其特点是突然发作剧烈疼痛，疼痛从患侧腰部开始沿输尿管向下腹部，腹股沟，大腿内侧，睾丸或阴唇放射，可持续几分钟或数十分钟，甚至数小时不等，发作时常伴有恶心呕吐，大汗淋漓，面色苍白，辗转不安等症状，严重者可导致休克。

（2）胆绞痛，大多是在吃大量脂肪性食物后发作，胆石或炎症引起胆囊管或胆总管暂时性梗阻而发生的胆管急症。通常胆绞痛患者突然发病，出现右上腹部痛或上腹疼痛，轻重不一，重者疼痛难忍，痛得打滚，呻吟不止，面色苍白伴大汗，多为间歇性绞痛，也可为持续性痛，疼痛可向右肩或左上背部放射，常伴恶心和呕吐。

（3）心绞痛，是冠状动脉供血不足，心肌急剧的、暂时的缺血与缺氧所引起的临床综合征。其特点为阵发性的前胸压榨性疼痛，紧缩感、窒息感、烧灼痛等，主要位于胸骨后部，可放射至心前区和左上肢，常发生于劳动或情绪激动时，持续数分钟，休息或用硝酸酯制剂后消失。老年人症状常不典型，可仅感胸闷、气短、疲倦。

肾积水和肾囊肿是一回事吗？

肾积水和肾囊肿不是一回事。肾积水是指肾盂肾盏的扩张积水，主要是因为肾盏肾盂或者输尿管梗阻引起，肾脏分泌的尿液不能够顺利的排出体外引起的，就像三峡工程一样，长江截流，上游水位就要上升。造成积水的原因主要有以下几点：①肾盂肾盏管腔内梗阻因素，常见的有肾盏肾盂输尿管结石、肿瘤、血块以及泌尿系炎症引起的输尿管末端炎症水肿等；②管腔外因素，常见的有输尿管腔外异位血管压迫，后腹腔肿瘤压迫，尿潴留梗阻等；③输尿管的异常，如肾盂输尿管连接处发育异常，先天性巨输尿管，双肾盂双输尿管畸形等。如发现肾积水一定要进一步检查肾积水原因，根据积水的原因进一步处理。肾囊肿是发生于肾实质的囊性病变，囊内的液体由囊壁包裹，和肾盂肾盏不通，囊液为肾小球滤过液或者上皮分泌液。表现为肾囊肿的疾病有单纯性肾囊肿、获得性肾囊肿、多囊肾等，临床上最常见的是单纯性肾囊肿，多是体检超声时发现，当囊肿体积较小时可以观察随访，当囊肿直径达到5cm，或者囊肿反复引起腰背疼痛，囊腔内出血，感染，囊肿压迫引起肾积水，需要积极手术处理。

上尿路的结石和结核有哪些不同？

上尿路结石指肾结石和输尿管结石，是目前最常见的泌尿系结石类型。结核则是由结核杆菌引起的特异性炎症，泌尿系结核多继发于肺结核或消化道结核，病变主要侵犯肾脏引起肾结核，但往往蔓延至膀胱时才出现典型的临床症状。

病因病理上，泌尿系结核是全身结核的组成部分，多继发于肺结核及消化系统结核。结核可累及肾、输尿管、膀胱、尿道、及生殖系统等部位。

放射学诊断泌尿生殖器官结核的病理是结核杆菌侵及泌尿生殖系时，先累及肾皮质。在生长条件允许情况下会形成干酪性坏死，继而发展累及肾髓质，在肾乳头部发展成干酪性坏死，进而蔓延至肾小盏形成结核性空洞，出现肾结核典型症状，由于泌尿生殖系统各个器官相通，结核病变随尿液的排出可蔓延到泌尿生殖系统各个部分。上尿路结石病理上，则是先造成梗阻，继而发生感染等表现，随着疾病的进展，引起肾实质的破坏，肾功能降低直至引起肾脏功能丧失。

临床表现上，疼痛和血尿是上尿路结石的典型表现，疼痛往往反复发生，急性肾绞痛的发作时较典型，便于临床的诊断和鉴别诊断。通过影像学检查B超，静脉泌尿系造影及CTU等可以了解结石的大小，位置以及尿路梗阻情况。泌尿系结核典型的症状是反复的尿频、尿急、血尿或脓尿，通过抗生素治疗症状可暂时改善，但停药后症状又复发。患者全身症状包括消瘦、低热、乏力或贫血等。患者也可无任何症状而在尿常规检查时才被发现。X线上被累及组织器官的钙化是主要所见，但钙化灶密度较低，远低于结石密度，是由于干酪样坏死物内少量钙盐沉积导致。

在治疗上，上尿路结石根据结石情况，梗阻及患者肾功能情况，予以相应处理。患者一般治疗要多饮水，低钙低草酸饮食，控制感染，调节尿液酸碱度等。具体的病因处理包括保守处理，体外冲击波碎石术，微创手术及开放手术。泌尿系结核是全身性疾病的一部分。所以要重视全身的治疗。加强营养、注意休息、锻炼身体等。现代医学的进展，使泌尿系结核的治疗原则以药物治疗为主，根据患者具体情况，配合相应的手术。如结核病变较轻，正确使用抗结核药物标准治疗后，多能治愈。如肾脏破坏严重或泌尿系统有严重并发症，如膀胱结核性挛缩伴对侧肾积水或输尿管狭窄时，则需要手术治疗。手术原则是去除不可修复的坏死病灶，解除梗阻，保护肾功能。肾切除术用于广泛破坏的一侧肾结核，或肾结核合并严重继发感染而丧失功能者，可将病肾切除。双侧肾结核不是手术的绝对禁忌，一侧肾结核破坏无功能，另一侧病变较轻可将肾功能损害严重的肾切除。

前列腺结石和结核如何鉴别？

前列腺结石应与前列腺结核相鉴别。由于前列腺结核有散布的钙化灶，其在B超上的表现很容易同前列腺结石相混淆，因此很容易误诊。一般前列腺结核多见于青年人，前列腺结核往往是全身结核的局部表现，因此常见全身症状，可影响一侧或双侧前列腺，常同时有精囊、附睾结核。而前列腺结石好发于40岁以上，一般无明显症状。直肠指诊检查有助于判别两者差异。在直肠指诊时，前列腺质韧，扪及结石，质硬，有捻发感，盆腔摄片可见前列腺区结石阴影。B超示前列腺区有增强光团伴声影。

泌尿系统结石往往会伴有哪些其他易被忽视的疾患？

泌尿系结石患者往往会伴有一些与结石形成有关的疾病，最常见的有甲状旁腺功能亢进症、痛风、前列腺增生、输尿管狭窄或肾盂输尿管连接部狭窄等。

甲状旁腺功能亢进症：甲状旁腺能分泌甲状旁腺激素（PTH），PTH在维持细胞外液的正常钙浓度中起到重要的作用。PTH能够作用于破骨细胞，刺激钙从骨骼的动员，进一步提高血清钙。甲状旁腺功能亢进时PTH分泌增多，血钙浓度增高，流经肾脏的钙也增多，钙从肾小球滤出后，一部分被肾小管重吸收，PTH有促进肾小管对钙重吸收的作用，但由于高血钙，肾脏排钙量超过正常，使得钙在肾脏中沉积形成结石。有的患者就是因出现肾结石作检查时发现患有甲状旁腺功能亢进症。

痛风：痛风患者血清尿酸浓度增高，同时尿液中尿酸浓度也增高，产生高尿酸尿症。高尿酸尿症能够增加尿中尿酸钠的水平，后者继而促使草酸钙结石、尿酸结石的形成。

泌尿系统感染：泌尿系统的感染是泌尿系统感染性结石产生的主要原因。泌尿系统感染时，细菌能够产生尿素酶，尿素分解过程提供一种碱性尿路环境和足够浓度的碳酸和氨，导致结石的形成。尽管感染性结石是产尿素酶细菌持续或反复感染的直接结果，但是也与尿路梗阻或尿潴留有关。

泌尿系统的梗阻：常见的疾病有肾盂输尿管连接部狭窄，其结石的形成原因有争论，有的认为是梗阻导致尿流不畅和尿流通过肾单位延时的结果，后者导致结晶形成和滞留的可能性较高，有的认为是特殊的与结石形成有关代谢异常造成的。UPJ狭窄患者的肾结石患病率接近20%。

前列腺增生等膀胱出口梗阻疾病群：膀胱结石患者往往是由于患有良性前列腺增生引起的。研究显示膀胱排空不全被认为是膀胱结石形成的最大的单一风险因素，前列腺增生是引起排空不全的最常见的疾病。当然其他疾病如尿道狭窄、膀胱颈挛缩、神经源性膀胱功能障碍及女性泌尿生殖系统脱垂等都以同样的机制容易引起膀胱结石。

其他与泌尿系结石形成有关的疾病还有很多，如髓质海绵肾、肾小管酸中毒类疾病等。

治疗篇

泌尿系结石治疗的方法有哪些？

目前泌尿系结石治疗的方法有药物治疗、膀胱镜、输尿管镜、输尿管软镜、体外冲击波碎石、经皮肾镜、腹腔镜、开放手术治疗等方法。

药物治疗分排石治疗和溶石治疗：排石治疗适用于直径小于6mm、表面光滑、结石远端无梗阻、不完全梗阻且停留于局部少于2周的泌尿系结石，采用药物排石往往可以取得较好的效果，用药治疗时间以1~2个月为宜；溶石治疗需要做结石成分分析，明确结石的成分及酸碱度等指标后，根据具体的结石成分选用不同的药物。

膀胱镜：可用于治疗尿道结石和膀胱结石。

输尿管镜：主要用于治疗输尿管中、下段结石。

输尿管软镜：用于治疗输尿管上段、肾盂及肾盏结石。

体外冲击波碎石：适用范围较广，可广泛用于肾、输尿管及膀胱结石均有效，但需注意对于直径大于2cm的结石其应用需慎重。另外，多次体外冲击波碎石有导致患肾萎缩的风险。

经皮肾镜：几乎适用于所有需要开放手术干预的肾结石、较大的肾结石、部分或者完全性鹿角状结石。有症状的肾盏或憩室内结石以及体外冲击波碎石治疗失败或难以粉碎的复杂的结石。另外，输尿管上段L4以上、梗阻较重伴肉芽明显增生的结石也是经皮肾镜碎石的适用证。

开放手术：适用于体外冲击波碎石术和输尿管镜手术失败或有禁忌证的情况。

腹腔镜肾盂、输尿管切开取石术：与开放手术适应证相同，如有适应证应首选腹腔镜手术。

什么样的结石可以采用药物治疗？

我们经常遇到这样的情况，同样大小的结石为什么我要手术而另外一位患者就可以用药物治疗？结石可以采用药物治疗不仅仅是由结石大小决定的，具备下面的几个条件可以先采取药物治疗：①结石直径小于6mm。这是因为一般输尿管内径正常为4mm，药物扩张后可以达到6mm，大于6mm的结石一般难以排出；②结石形状规则、表面光滑。表面光滑的结石与输尿管黏膜间的摩擦力小，这样就容易排出；③结石下方的输尿管无梗阻及狭窄。结石下方输尿管如果狭窄或者梗阻，结石难以越过这样的部位，自然无法排出；④结石停留时间短，与输尿管黏膜无粘连。结石在停留部位时间过长，该部位输尿管黏膜就会因结石刺激发生炎性细胞渗出，炎性息肉形成，导致输尿管内径变小，并将结石包裹，限制了结石移动。

根据结石成分是否含钙选择预防治疗的药物也不一样。

（1）含钙结石的药物治疗主要有四种：

①噻嗪类利尿药，主要用于治疗复发性草酸钙结石和磷酸钙结石，作用机理为增加远端肾小管和近端肾小管钙的重吸收，从而减少尿钙排泄。

②枸橼酸钾，用于复发性钙结石的预防，原理为枸橼酸与钙结合，限制肠道对钙的吸收，同时枸橼酸限制草酸钙结晶的生长和聚集，并提高尿液的pH值，从而减少结石的发生。

③维生素B_6，主要用于治疗I型原发性高草酸尿症，作用机理为作为肝脏特异的过氧化物酶丙氨酸–乙醛酸转氨酶的辅因子，加强该酶的作用，降低尿液草酸浓度。

④别嘌醇，用于治疗高尿酸尿症患者，口服别嘌醇加以治疗，原理为别嘌醇能抑制尿酸生成，并降低尿液中尿酸钠的量，而尿酸钠可以引起草酸钙成核结晶，所以别嘌醇可以控制该类结石的产生。

（2）非钙结石根据成分不同治疗也有各自特点。

①尿酸结石，预防尿酸结石的主要方法是提高尿液 pH 值，当 pH 值维持在 6~6.5 时可分解大部分尿酸，口服枸橼酸钾可提高尿液 pH 值，防止尿酸结石形成和溶解尿酸结石。并可给予别嘌醇治疗，降低尿酸浓度。

②胱氨酸结石，胱氨酸尿症是罕见的常染色体隐性遗传性疾病，临床表现为胱氨酸、鸟氨酸、赖氨酸和精氨酸尿排泄增加，尿中胱氨酸含量增加导致胱氨酸结石形成；胱氨酸尿症治疗主要是降低尿胱氨酸浓度，控制钠和动物蛋白摄入量，减少胱氨酸尿排泄。并口服枸橼酸制剂提高尿液 pH值。严重患者给予含有巯基的胱氨酸药，降低尿胱氨酸浓度，如硫普罗宁、D-青霉胺和卡托普利等。

③磷酸铵镁结石，病因为分解尿素的细菌感染形成磷酸铵镁、磷酸钙结石，药物治疗首先是根据细菌培养结果选择有效的抗生素治疗，口服尿素酶抑制剂减少尿素分解，临床使用最常见药物为乙酰氧肟酸。

为什么肾结石通过药物治疗后仍然没有排掉？

首先大家要知道并不是所有的结石都适合用药物排石。一般直径在0.6cm 以下的结石药物治疗后排出的几率较大，但并不是说大于 0.6cm 的结石没有机会排出，还要根据输尿管的通畅情况、结石在梗阻部位停留时间的长短来决定。如果输尿管有明显的扭曲、狭窄和结石梗阻的时间较长，刺激局部肉芽组织增生，那么这类患者用药物排石治疗是不适合的。所以用了药物治疗必须要定期复查B超，如果发现结石的位置没有变化，肾脏的积水加重，则患者可能需要尽快地进行手术治疗。还有一类患者，肾脏结石也小于0.6cm，但是服药后结石却无法排出，这是与这类结石在肾脏内的位置有关系。有些结石位于肾脏的下盏，有些有结石的肾盏开口较小，还有些结石是直接"粘"在肾盂黏膜上的，这些都引起了排石的困难。对这类情况，可以不用继续服用药物治疗，只需要定期随访，复查B超就行了，只要没有发现肾脏积水，这类结石对身体都不会有大的危害。

内分泌代谢紊乱纠正治疗是否对结石治疗很重要？

尿液成分的改变导致结石的产生。一些内分泌代谢疾病可以引发体内钙、磷等元素代谢的紊乱，从而产生泌尿系结石。因此泌尿系结石是一些特定内分泌代谢性疾病的并发症。对于这样的继发性结石，除按照常规方法治疗以外，治疗原发病也非常关键。因此这些特定内分泌代谢紊乱的治疗，对于结石的治疗也非常重要。

比如，常伴有高血钙、高尿钙的内分泌代谢疾病有：原发性甲状旁腺功能亢进症、维生素D中毒、结节病、恶性肿瘤、库欣综合征和制动综合征等。我们以原发性甲状旁腺功能亢进症为例进行说明。

甲状旁腺可以分泌甲状旁腺素。它是人体内调节钙和磷代谢的重要激素。在甲状旁腺功能亢进的情况下，甲状旁腺素大量分泌，使得骨骼内的钙和磷析出进入血液中。当过高的血钙负荷超过了肾脏重吸收的能力时，尿液中钙的浓度异常升高，从而极易发生结石。在这样的情况下，甲状旁腺功能亢进症是原发疾病，结石是该疾病的并发症。因此需要治疗原发疾病，才能更有效地治疗结石。

类似的情况还有草酸、胱氨酸代谢异常等。因此我们说，原发病内分泌代谢紊乱的治疗对于继发性结石的治疗非常重要。

利用体位变化来排石究竟该如何做呢？

排石的体位是要根据结石在泌尿道的不同部位来决定。同时要注意结石的大小，一般临床上小于6mm的结石大部分都能排出。

肾结石位于肾盂中盏或者上盏时和输尿管上段结石时，患者可以选择站立位，在无肾绞痛、血尿等临床症状的情况下，可适当地每天做跳跃运动，同时每日大量饮水，促进结石的排除和预防新结石的发生。

当结石位于肾脏下盏时，此时患者采取的体位是倒立位，也就是头低脚高位置，这样的体位可以使得结石在重力的作用下排出，可以采取完全倒立位，床边俯卧半倒立位和床上仰卧倒斜位，最后一种特别适用于老年人。同时也要叮嘱患者每日大量饮水，不能少于2000ml。

对于肾盂结石还可以采取卧位法，比如右肾结石朝着左侧卧，同样左肾结石右侧卧位，促进结石进入输尿管中。

位于输尿管下段的结石可以采用胸膝卧位；膀胱结石的患者可以采取立位，可以让患者在膀胱充盈后迅速排尿，促进结石的排出。

较大的肾脏结石在行体外震波碎石术后，在治疗的1周内建议患者平卧位，或者侧卧位，这样可以使得结石碎片缓慢的排出，避免大量涌入输尿管，产生石阶，引起尿路的梗阻，感染等症状。

什么是体外冲击波碎石？

体外冲击波碎石术（ESWL）是通过体外碎石机产生冲击波，由机器聚焦后对准结石，经过多次释放能量而击碎体内的结石，使之随尿液排出体外。自80年代初德国多尼尔公司第一台体外碎石机问世以来，国外体外碎石治疗已达数百万例，已成为治疗尿石症的常规方法。体外冲击波碎石术适合直径小于2cm的肾脏上盏或中盏结石，以及直径小于1cm的上段输尿管结石。体外冲击波碎石最大的优势是在于可以门诊进行，随治随走，其相对于微创手术来说，费用要少了很多。但是ESWL也有一些不足之处，反复的ESWL能引起肾脏的纤维化、肾萎缩，输尿管的狭窄、输尿管石阶等复杂的并发症。

体外冲击波碎石能用于治疗哪些泌尿系结石？

自80年代以来，体外冲击波碎石（ESWL）已广泛应用于治疗肾结石和输尿管结石，并取得了满意的效果，已逐步代替了开放手术。ESWL适合直径小于2cm的肾脏上盏或中盏结石，以及适合直径小于1cm的上段输尿管结石。

虽然ESWL对人体几乎没有太大的损害，但也并不是所有的泌尿系结石患者都可以使用ESWL来治疗的。例如，怀孕的妇女、有出血倾向者等不适合ESWL。对病程长、结石大、结石位置高以及合并梗阻的输尿管结石患者，原则上ESWL不应超过2次，如仍无效果，应考虑结石周围输尿管病变，须放弃ESWL。

ESWL只是把结石打碎，但即使是细小的碎石也有可能把输尿管堵塞，从而引起"石阶"，造成肾积水和肾周感染、腰部疼痛、发烧等不适。

多数输尿管结石是可以用ESWL治疗的。但实践证实，如果结石在输尿管中停留时间过长，结石长时间刺激会在结石下方形成息肉，包裹住结石，这时候即使结石被ESWL击碎，由于息肉堵在碎石下方，碎石也不能排出。这时需要依靠其他方法才能将结石取出来。所以，在ESWL前应仔细询问病史，了解结石的位置、大小、存留时间及肾积水情况以决定治疗方法。原则上ESWL不应超过2次，如仍无效果，应考虑结石周围输尿管病变，须放弃ESWL。

在接受体外冲击波碎石治疗前要做好哪些准备工作？

首先要明确体外冲击波碎石的适应证及禁忌证。一般来说除无法纠正的出血性疾病及结石远端的腔道梗阻为体外碎石的禁忌证外，其他情况均可在控制范围内行体外冲击波碎石。但也存在以下几个相对禁忌证：①孕妇结石患者一般来说是不宜进行碎石的。②感染严重或急性感染者，体外冲击波碎石可能加重感染的程度，引发菌血症、毒血症等。③高危患者及合并器官功能衰竭的患者，如心力衰竭、肾功能不全、独肾等患者。④肥胖患者则可能因为定位困难不能进行碎石。其次要充分了解泌尿系统的结构情况，明确结石确切位置，在没弄清楚之前切忌盲目治疗，相关的影像学资料若间隔时间过长需重新检查，以免因结石移位而造成治疗效果的偏差或无法治疗。

需要做好的检查有以下几个：全身常规检查：如血常规、凝血全套、尿常规、肾功能，部分患者须行胸透、心电图检查，以排除禁忌证。

静脉肾盂造影或CT泌尿系三维成像：可准确地对结石定位，明确结石的大小和所处的位置，了解肾脏积水情况，对憩室结石及肾盏口、输尿管是否有狭窄有很大的帮助。因CTU对阴性结石也能很好的显示，同时也能更清晰的了解肾盏及输尿管情况，目前已有逐步取代静脉肾盂造影的趋势。腹部平片（KUB）：可全面了解结石大小、部位、位置、数目及密度，但受肠道影响较大，若肠道准备不充分，往往难以看清结石情况。超声波检查：对肾结石及肾积水情况有良好的显示，能明确积水严重程度，对输尿管上段结石的检测率较高，但对输尿管中下段结石因影响因素颇多检测率较低；若患者肾绞痛发作时行B超检查往往难以发现确切结石，因此建议肾绞痛缓解后再行超声波检查，可相应提高结石的检测率。

对于肾脏积水严重者可行肾动态显像检查，此项检查能很好了解双侧肾脏功能，对指导治疗有一定的意义，对治疗的结果和预后做良好的判断。对于较大肾结石的患者，在进行体外冲击波碎石前应放置D-J管，防止在体外冲击波碎石术后结石碎块在输尿管内形成"石街"而造成尿路梗阻引起肾绞痛，有利于结石碎块的排出和保持上尿路尿液的引流畅通。输尿管结石要在治疗当晨再拍腹部平片以此了解结石是否有移位。

对患者而言在行体外冲击波治疗前需注意以下几点：消除紧张恐惧心理：治疗前了解体外冲击波碎石术的大概原理及碎石治疗的过程，消除恐惧心理，注意放松，治疗前要休息好，主动配合医生治疗，这样往往能取得很好的碎石效果。应于治疗前一晚服用缓泻剂清洁肠道，并于治疗当日早晨空腹到医院进行碎石治疗。这样既有利于定位，又避免了肠道气体耗损冲击波的能量，可达到最佳碎石效果。

肾结石在体外冲击波碎石术后会有哪些症状？

体外冲击波碎石（extracorporeal shock wave lithotripsy，ESWL）是20世纪80年代的发明，是20世纪末医疗界的重大成就，被誉为当代三大医疗新技术（CT、MRI、ESWL）之一，已成为临床治疗泌尿系结石的主要手段。

ESWL术后症状按病因可分为两类，一是冲击波本身引起的损伤，二是碎石和排石过程引起的尿路梗阻。临床上表现有皮肤红斑和皮肤破损、恶心、呕吐、腰痛、血尿、便血、发热、感染等。术后皮肤红斑和皮肤破损是由于冲击波直接损伤引起，破损处用安尔碘皮肤消毒剂消毒一次即可，不必特殊处理。恶心、呕吐多为结石划破输尿管内膜引起的输尿管平滑肌痉挛收缩所致，消化道平滑肌也痉挛收缩，造成患者恶心、呕吐，有的还伴有腹胀。腰痛多为患侧腰部的胀痛，多较轻，给予解痉止痛药对症治疗均可缓解，如肾结石过大，碎石后出现输尿管堆积梗阻输尿管，引起输尿管强烈蠕动，则会出现较严重的肾绞痛，严重者会出现出冷汗、血压降低、脉搏细而弱等虚脱症状。体外冲击波碎石术后，几乎所有患者都会出现程度不同的血尿，血尿的产生是在碎石过程中结石与周围组织黏膜摩擦引起黏膜破损，结石碎片在排出移动时轻微划破黏膜，还有冲击波引起的水肿出血等原因引起。一般血尿较轻、血色淡红，不需特殊治疗，1~2天即可自行缓解和消失，对于少数血尿症状明显的患者，需静脉给予止血药物治疗，3~5天后血尿可消失。便血一般较少见，是由于冲击波损伤消化道黏膜引起肠壁出血引起，一般出血轻微，可不需特殊治疗即可自愈。在治疗前做好肠道清洁准备，减少肠道积气，可以避免损伤。ESWL术后还有一个不能忽视的问题，那就是术后感染，多在术后一天内发生，患者常出现尿液浑浊、少尿、乏力、食欲不振、恶心等症状，测量体温多高于正常，这是由于ESWL对感染结石没有消毒和杀菌作用，因结石破碎后可促使结石内部细菌大量释放进入尿液，再加之碎石时对尿路黏膜屏障的损伤，易诱发尿路感染及尿路梗阻，细菌经损伤组织间隙进入血液引起尿源性菌血症和败血症。故ESWL术后的患者，需大量饮水，以起到增加尿液稀释毒素的作用，对于大结石ESWL术后还可预防性用一些抗生素，同时术前尿常规检查发现有感染者均根据尿培养结果用药，感染控制好后方行ESWL，可降低感染发热的症状出现。

体外冲击波碎石能反复做很多次吗？

体外冲击波碎石是通过X线或B超对结石进行定位，用体外高能冲击波聚焦于结石，将结石粉碎成细砂状，随尿液排出体外。因具有便捷、无痛及非侵入性等优点，自20世纪80年代以来，广泛应用于治疗肾结石和输尿管结石。

ESWL的治疗效果受到结石的大小、位置、硬度、梗阻时间、被息肉包裹程度以及身体的肥胖、肾及输尿管解剖异常等诸多因素影响。ESWL适合小于2cm的肾脏上盏或中盏结石，以及小于1cm的上段或下段输尿管结石。ESWL只是将体积大的结石粉碎成体积小的颗粒状结石，但细小的碎石也有可能把输尿管堵塞，从而形成"石街"，造成肾积水、腰痛、发烧等不适。如果结石在输尿管中停留时间过长，输尿管黏膜受结石长时间刺激会在结石下方形成息肉，包裹结石，这种情况下即使将结石粉碎也难排出；另外有些结石（如磷酸氢钙、草酸钙及胱氨酸结石等）较硬难以震碎。

ESWL作为泌尿系结石的一种非侵入性治疗手段，其疗效已得到普遍公认，但是其治疗并非无副作用。近年来，有关高能冲击波导致的并发症备受关注，血尿、肾挫裂伤、肾周血肿、继发性高血压等为常见的并发症。动物实验也证实受到反复多次冲击的肾脏和输尿管会出现一系列的组织形态学改变，同时也会直接或通过刺激肾盂平滑肌收缩间接引起肾盂内压力升高，使肾脏血供受到影响，导致肾脏实质萎缩、输尿管狭窄等改变。临床上也可以看到部分结石患者反复行体外冲击波碎石后出现肾脏萎缩，肾功能严重受损的情况发生。

对病程长、结石体积大且较硬的患者，原则上ESWL不应超过2次，并且两次治疗间隔时间必须不少于1周。如仍无效果，应放弃ESWL治疗，选择疗效更加确切的经皮肾镜碎石术、输尿管镜碎石术、输尿管软镜碎石等治疗。

什么是激光碎石?

激光碎石的原理就是激光产生的能量可使光纤末端与结石之间的水汽化，形成微小的空泡，并将能量传至结石，使结石粉碎成粉末状，结石是否可以顺利粉碎排出要根据具体的部位，结石大小，性质等等而定，如果是输尿管，膀胱结石等，基本上可以顺利粉碎排出。激光是我们在结石的手术过程中使用的"子弹"。我们在进行输尿管镜、输尿管软镜、经皮肾镜的时候使用这个"子弹"，高效的击碎结石，解决患者的痛苦。当然，激光碎石是要进行麻醉后的手术，在门诊是无法开展的。

结石腔镜微创手术只是一个简单的小手术吗?

根据结石的大小、位置以及有无输尿管狭窄畸形等情况，泌尿系结石的治疗大体可分为保守排石和手术治疗。小于0.6cm的泌尿系结石绝大多数可以通过保守排石达到治愈目的；对于大于0.6cm的结石而言，其中相当大一部分需要手术治疗。

泌尿系统结石治疗的手术方式繁多，大体可分为开放手术和腔镜微创手术两类。目前绝大多数结石可以通过微创或近似无创的腔镜手术方式解决，如经尿道输尿管镜钬激光手术治疗输尿管结石、经尿道输尿管软镜钬激光手术治疗肾结石；经皮肾镜碎石术治疗肾结石等，特别是高清内腔镜及高功率激光的发展，使得结石的治疗更加方便和安全，但是，决不能因此就认为结石手术是简单的小手术。因为手术风险的大小，除了手术本身的创伤外还与麻醉、患者身体素质、结石是否有合并症等多种因素有关。例如，泌尿系结石的复杂性在于其往往合并感染等因素，特别是输尿管镜手术在一个近似密闭的腔道里面完成，手术时肾脏内的压力升高，这样从粉碎的结石中释放的感染性毒素物质就有可能通过肾脏周围的血管反流进入全身血液循环中引起程度不同的并发症，轻者腰痛、发热，重者还会引起感染性休克、危及生命。因此，泌尿系结石手术前、后应进行详细的检查，行尿培养，必要时给予抗感染治疗，术中应控制注水压力，预防重症感染的发生。另外，经皮肾镜碎石术需要经皮肤穿刺至肾脏建立微小的通道进行碎石取石，因此有严重出血的可能性，需要输血或者血管介入栓塞止血治疗等。

此外，虽然绝大多数结石可通过腔镜微创手术达到完全碎石、清石的治疗目的，但这并不意味着开放手术过时了、不需要了。对于有腔镜手术禁忌证及复杂的尿路结石，开放手术有时仍是必然的选择，但可能会有大出血、结石不易取干净等情况。因此，无论是开放手术还是腔镜微创手术，都有相关的手术并发症和手术风险，不能认为是一个简单的小手术。

上尿路结石患者接受手术前要做哪些准备？

上尿路结石患者在接受手术治疗前需要做多方面的准备，需要患者配合医生、护士做好术前准备工作，以利手术顺利实施，术后尽快康复。

首先，上尿路结石患者在手术前需要进行必要的影像学检查和化验检查，包括尿路造影、CT、肾功能、血常规、生化、尿常规等检查。这些检查的目的是了解结石的大小、位置、对上尿路的影响、有无并发感染及患者的身体情况。医生和护士了解这些具体情况后，才能有针对性地进行术前准备、设计手术具体方案、做好术中、术后护理工作。

其次，术前患者还应通过与医生的交流，了解自己的具体病情和拟实施手术的手术方案，知晓具体的麻醉方式、术中、术后可能遇到哪些情况，术中、术后自己会经历哪些身体的变化和不适等，以解除对手术的恐惧，配合医生、护士做好手术，以尽快康复。

最后，患者在术前还需要在饮食、药物应用等方面进行一些准备和改变，通常按照医生的医嘱执行即可。结石患者在手术当天通常需要再进行一次X光片检查，以最后在术前明确结石的具体部位。上尿路结石，特别是合并上尿路积水的情况下，结石的位置容易随患者体位的变化而改变。临床工作中，经常会遇到结石位置在手术当日发生变化的情况，医生了解这些变化后，有可能需要改变手术方案或改变治疗方法。

接受上尿路手术的患者术前如何进行体位训练？

接受输尿管镜检查、碎石的患者，手术前应该训练截石位。通常应当让患者平卧床上，双腿屈曲，双腿分开80°~90°，分别在膝关节下垫高约30cm，保持这个姿势每次30分钟，每天训练1~2次。

接受后腹腔镜下切开取石的患者，手术前训练侧卧位。侧卧后将厚枕头垫在健侧腰区，将术侧腰区高高抬起，保持头低脚低的姿势，每次1~2小时，每天1~2次。

接受经皮肾镜碎石手术的患者，着重训练俯卧位。让患者从俯卧30分钟开始训练，逐渐每次延长至45分钟、1小时、2小时至3小时。在俯卧位训练时需要在腹部下垫枕头，保持腰背在一个水平面。叮嘱患者训练平稳呼吸，避免术中呼吸活动过大影响手术穿刺。在训练中因腹部大血管受压迫，因此需要观察患者的呼吸、心率、血压变化。当患者能够俯卧3个小时而不影响心血管状况时，表明术前训练完成。

输尿管结石的治疗原则是什么？

上尿路结石的分类尚无统一标准，我们根据结石大小、部位、停留时间等综合因素分类确定治疗方案。分类标准：

Ⅰ类结石：①IVU造影剂可从结石周围通过（即结石以下输尿管显影）。②首次肾绞痛发作在1周内。③结石在输尿管处停留时间<4周，最大径<0.8cm。

Ⅱ类结石：结石停留时间>4周，横径<1.2cm，伴有肾积水的各种介于Ⅰ类与Ⅲ类之间的结石。

Ⅲ类结石：①结石停留时间超过3年，伴有严重肾积水。②结石横径>1.2cm，伴严重肾积水。③严重肾积水，且结石呈臼齿状或中间有裂隙影，表面毛糙或下方有息肉，输尿管成角，扭曲等。

Ⅰ类结石应首选ESWL。肾绞痛发作时发现的输尿管结石，一般都是刚移至该处的，急诊ESWL效果最好。停留时间短，体积小的结石，一般与输尿管壁无粘连，ESWL治疗一次粉碎率也很高。应该强调指出：某些输尿管结石虽停留时间已数月，有的体积也较大，但只要在IVU片中看到造影剂从结石周围通过，就说明它与输尿管壁尚无粘连。对这些结石的ESWL碎石效果达到100%。因此除小于0.5cm的结石可先给予"总攻疗法"观察治疗1周外，对其余Ⅰ类结石及"总攻疗法"无效者，均应尽早给予ESWL治疗。

Ⅱ类结石一般均可粉碎排净，但有的需多次ESWL；故可根据结石的具体情况，患者对治疗的要求，经济条件及医生的经验等作出适当选择。

Ⅲ类结石不宜采用ESWL治疗。ESWL治疗初期，曾对各类输尿管结石均采用ESWL治疗。对于Ⅲ类结石，尽管采用了多种辅助措施，效果仍不理想。有的因为包裹太紧不易粉碎，有的结石下方有息肉、扭曲，且与管壁粘连，粉碎后也不易排出，最终改作手术治疗。另有患者，虽然结石最终排净，但却历时数月，且经过了至少四次ESWL和多次输尿管插管，有的用套石篮才取出残余结石，住院时间和医疗费用明显高于手术者。因此认为对这类结石不宜采用ESWL，以腔镜手术或开放手术为好。

什么是输尿管硬镜钬激光碎石术？

输尿管硬镜钬激光碎石术，是利用人体的天然腔道，用一根笔直的、不能弯曲的细长镜子，在无痛麻醉状态下通过尿道、膀胱进入输尿管，结合钬激光碎石用于治疗输尿管中、下段的结石，部分输尿管上段结石等。它是泌尿外科常用的微创手术方式，没有传统开放手术的手术切口，可大大减轻患者的痛苦，同时加快了患者的康复进程。

什么是输尿管软镜碎石术？

输尿管软镜是在输尿管硬镜的基础上最新出现的技术。顾名思义，它的操作镜体是软的，可以多个角度的移动。输尿管软镜主要用于治疗肾脏和输尿管上段小于2cm结石。输尿管软镜纤细柔软，能大角度弯曲，钬激光也具有随意弯曲的性能，因此二者结合治疗肾结石或输尿管结石时，无须开刀打洞，直接通过尿道、膀胱、输尿管等自然通道进入，可到达肾脏内任何一个盏内，找到结石，安全和几乎无创伤地将结石彻底粉碎。输尿管软镜对手术操作者的要求很高，要随心所欲地控制可以多方移动的镜体需要经过正规和长时间的培训。

输尿管软镜碎石术有什么优点吗？

输尿管软镜主要处理肾盂肾盏结石，这类结石以前主要靠体外冲击波碎石，或者经皮肾镜碎石取石，体外冲击波碎石主要处理小于2cm的肾盏肾盂结石，很难一次性完全粉碎结石，当遇到比较硬的结石，多次冲击仍不能碎石，对肾脏损伤较重，远期可能导致肾脏萎缩，当碎石能量较大时可能引起肾脏破裂出血，而且结石粉碎后小的碎石在排石过程中经常引起肾绞痛或者石街，需要进一步输尿管镜下碎石取石；经皮肾镜碎石主要处理大于2cm的肾盂肾盏结石，鹿角形结石，铸型结石，需要在腰背切一个1cm的切口，穿刺的时候需要穿过肾脏进到结石位置，因此，肾脏有大出血的风险。而输尿管软镜碎石，使用身体的天然通道，由尿道进入膀胱后，再进入输尿管，上行进入肾盂肾盏，由于碎石使用钬激光，碎石效率很高，碎石后可以取石，手术后恢复快，所有体外冲击波可以处理的结石，软镜下都可以碎石，提高了碎石的效率；部分需要经皮肾镜下碎石的结石也可以在软镜下分次碎石，减少了严重出血的风险，所以输尿管软镜下碎石，是很多肾结石患者很好的一个治疗手段。

输尿管镜仅仅是碎石的工具吗？

20世纪80年代输尿管镜应用于临床以来，随着技术的不断发展，新型小口径硬性、半硬性和软性输尿管镜的应用，以及新型碎石设备的应用，如激光碎石（钬激光、双频双脉冲激光等）、气压弹道碎石、超声碎石和液电碎石，极大提高了输尿管结石微创治疗的成功率。输尿管镜碎石包括逆行输尿管镜碎石术和顺行输尿管镜碎石术。

逆行输尿管镜下碎石方法的选择，应根据结石的部位、大小、泌尿外科医师的技术水平和经验、可选择使用的碎石设备以及患者本身的条件和意愿综合考虑。适应证包括：①输尿管下段结石；②输尿管中段结石；③体外冲击波碎石术失败后的输尿管上段结石；④输尿管结石并发可疑的尿路上皮肿瘤；⑤体外冲击波碎石术后形成的"石街"；⑥嵌顿性输尿管结石，行体外冲击波碎石术困难者。

逆行输尿管镜碎石术也可用于治疗肾结石，以输尿管软镜为主，可应用于：①体外冲击波碎石术定位困难的直径不超过2cm的肾结石；②体外冲击波碎石术后残留的肾下盏结石；③嵌顿性肾下盏结石；④同时伴有肾盏颈部狭窄的肾盏憩室内结石；⑤严重脊柱畸形、极度肥胖，建立经皮肾穿刺通道困难的肾结石。但目前由于输尿管软镜价格昂贵，操作较输尿管硬镜操作复杂，在临床上使用还不是很广泛。

顺行输尿管镜碎石术，即微创经皮肾镜碎石取石术。适应证有：①需开放手术处理的肾结石，包括完全性和不完全性鹿角状结石、结石长径超过2cm的肾结石、体外冲击波碎石术难以粉碎、治疗失败的结石、有症状的憩室内或肾盏结石；②位于第四腰椎水平以上的输尿管上段结石、嵌顿性结石或长径>1.5cm的大结石；输尿管扭曲明显、逆行输尿管镜上镜失败的输尿管上段结石；③梗阻明显的小儿肾结石；④合并有肾盂输尿管交界处梗阻或输尿管狭窄的肾结石；⑤合并有结石梗阻的孤立肾；⑥合并有结石梗阻的马蹄肾；⑦合并有结石梗阻的移植肾；⑧无积水的肾结石；⑨肥胖患者的肾结石等。

输尿管镜在泌尿系统结石的治疗中应用最多，但它也不仅仅是碎石的工具，还有许多其他的用途。比如，肾盂、肾盏内、输尿管内小肿瘤的诊断、尿道狭窄患者的腔内切开治疗、伴有尿道狭窄的膀胱肿瘤诊断、治疗等多个方面输尿管镜都可发挥作用，是泌尿外科临床工作中应用广泛的诊断和治疗工具。

什么是经皮肾镜碎石术？

经皮肾镜取石术是指通过经皮肾穿刺造瘘所创设的通道，经由X线透视监控或B超定位下，在肾镜直视下借助取石或碎石器械达到取出结石、解除梗阻的一种技术和治疗手段，最早于20世纪40年代应用于临床。经皮肾镜取石术具有取石成功率高、创伤小、并发症少、术后恢复快、适应证广等优点，为治疗肾与输尿管上段结石的常用手术方式。

经皮肾镜取石术俗称"打洞取石"，相比传统开放手术需要在患者腰部做10~20cm的手术切口，该技术仅需在患者腰部作0.5~1cm左右的切口，通过扩张鞘扩张建立取石通道，置入肾镜，通过碎石装置（如超声碎石机、气压弹道碎石机、钬激光、液电碎石机等）将结石完全粉碎，再借助取石装置（如取石网篮、取石钳、负压吸引装置等）在直视下完全取出粉碎的结石。近年来，随着设备和技术的发展，出现了微通道经皮肾镜以及超微通道经皮肾镜，手术通道的直径进一步缩小至0.2~0.5cm，极大地提高了手术的安全性。

经皮肾镜手术后，常规要留置肾造瘘管和输尿管支架管，以起到通畅引流、止血、辅助排石和抗感染的作用。术后1~2天，进行X片腹部摄片，了解结石残留情况以及肾造瘘管和输尿管支架管的位置。肾造瘘管一般在术后2~10天内拔除，输尿管支架管在术后2~4周后经膀胱镜取出。对于体积较小的结石，采用超微经皮肾镜进行取石，术后可不放置肾造瘘管和输尿管支架管，做到完全"无管化"。

随着经皮肾镜技术的发展，各种碎石器械的问世，经皮肾镜取石术的适应证不断扩大，凡是不能自行排出的肾与输尿管上段结石，理论上都可以采用经皮肾镜取石术。除了简单的结石，对于较大的结石甚至完全鹿角形结石，也可通过经皮肾镜联合输尿管软镜或体外冲击波碎石来达到满意的结石清除率。

怎样的肾结石适合使用经皮肾镜方法治疗？

经皮肾镜技术（PCNL）是腔内治疗泌尿系结石的重要方法之一。微创经皮肾镜技术（MPCNL）是改良传统经皮肾镜方法，缩小肾穿刺造瘘通道直径，用输尿管镜或小号肾镜取石。近年来随着临床实践技术及器械的改进，其操作方法和治疗范围又有了很大发展和扩大，并且手术方法更加微创化。

（1）所有需要开放手术的肾结石，如单发或多发、鹿角形结石、开放手术后残留和复发结石、有症状的肾盏憩室结石或肾小盏结石、体外冲击波无法粉碎或治疗失败的结石。

（2）第4腰椎以上输尿管上段结石，梗阻较重或长径大于1.5cm的大结石。

（3）息肉包裹、输尿管迂曲、体外冲击波碎石无效或输尿管镜手术失败的输尿管上段结石。

（4）特殊患者的肾结石，如小儿及肥胖患者的肾结石；肾结石合并输尿管肾盂连接部狭窄；孤立肾、马蹄肾和移植肾合并结石梗阻；无积水肾及感染性肾结石。

经皮肾镜治疗结石的优点和缺点各有哪些？

经皮肾镜术是腔内泌尿外科手术中一个十分重要的组成部分，与输尿管镜术、体外冲击波碎石术共同成为泌尿系结石主要的现代治疗方法，改变并逐渐取代了传统开放手术的治疗方式，而微创经皮肾穿刺取石术（minimally invasive percutaneous nephrolithotomy，MPCNL）是该技术发展和完善的结果。

经皮肾镜手术的历史可追溯到20世纪40年代。1941年Rupol和Brown曾利用内窥镜从手术肾造瘘口取出开放手术后残留的结石；1976年Femstrom和Johannso从经皮肾穿刺建立的皮肾通道取石成功；1981年Wickbam和Kolett将该技术命名为"经皮肾镜取石术"。20世纪80年代后，随着放射、超声和CT等技术在临床的广泛开展，腔内设备不断改进，超声碎石、气压弹道碎石、钬激光碎石等腔内碎石器的应用，建立经皮肾通道技术的不断提高，临床经验的不断积累，使治疗成功率不断提高，合并症减少，手术范围不断扩大，除了简单的肾及上尿路结石，开放手术难以处理的全鹿角状肾结石、手术后残留结石、肾与输尿管连接部狭窄或闭锁，以及肾积水、上尿路手术后尿漏等复杂的情况，均可通过经皮肾镜等腔内技术处理。这样，从单纯解除上尿路梗阻的经皮肾造瘘术（percutaneousnephrostomy，

PCN）到全面应用于以上尿路结石为主的多种疾病的临床诊断和治疗，近十年来腔内泌尿外科技术有了飞跃的发展。PCN是腔内泌尿外科最基本的技术，是经皮肾镜术的基础。应用穿刺针成功穿刺进入肾脏集合系统内，经过扩张建立经皮肾通道，是PCNL手术成功的保证。

经皮肾镜技术是通过经皮肾盂通道对肾盂、肾盏和输尿管上段的疾病进行诊断和治疗的技术，是腔内泌尿外科的重要组成部分。与体外冲击波碎石（ESWL）和开放手术相比，经皮肾镜取石（PCNL）的优点是：能直视下发现结石并碎石取石；可一次将结石击碎、当时全部取出；操作可以随时停止、分期进行；可与ESWL配合治疗结石；损伤比开放手术小，比反复ESWL小。

为什么经皮肾镜治疗结石有时候要分成多期来完成？

经皮肾镜碎石术目前已近成为治疗肾结石和输尿管上段结石的金标准和首选治疗。对于单发的肾盂结石或输尿管上段结石往往一期手术均可以完全碎石，但是对于以下一些情况，我们可能需要分期手术来清除结石。

铸型结石或鹿角形结石：这类结石往往占据着整个肾盂肾盏，而且积水往往局限在某个肾盏或者没有积水。这类结石一期手术往往结石清除率较低，尤其是部分肾盏往往会残留结石，同时这类结石往往碎石时间较长，患者对手术的耐受要求较高，有时甚至需要多通道手术，术中出血往往较一般的单发结石多，因此为了手术的安全和提高结石清除率，我们往往采取分两期甚至三期进行手术，以最大限度保证手术的安全性和结石清除率。

脓肾或伴有严重感染的肾结石：这类结石患者往往伴有严重的尿路感染，对于这类患者我们往往采取分期手术，一般一期行肾造瘘术，彻底引流肾脏积水，待引流液变清，感染控制后再行二期碎石术，以减少术中术后出血和感染性休克的发生率。

孤立肾肾结石或肾结石伴慢性肾功能不全（肾后性）：这类患者往往肾

功能不全，一期手术风险较大，术后肾功能更加容易恶化。因此我们采取一期造瘘，待患者肾功能缓解后再次行碎石术。

其他如一期手术中遇到较大的出血，往往会终止手术，先行肾造瘘，待二期手术。一期手术中患者因本人身体不适无法耐受较长时间的手术时，我们也将终止手术，以待二期手术。总之在保证患者安全的前提下，尽可能的一期完成手术，但是在上述情况下，二期手术更安全，结石清除率更高。

微创经皮肾镜是怎样的一种治疗结石的新方法？

经典的开放手术取石是在人体腰部或腹部作一条长达十几cm甚至二十几cm的手术切口，到达肾脏或输尿管实施取石手术。近来发展起来的标准经皮肾镜手术是通过细针穿刺、扩张器逐步扩张并放入直径约1cm的鞘，建立一个从皮肤到达肾脏的手术通道，再经此通道放入内腔镜观察结石，然后经相同通道采用碎石器（气压弹道碎石器、激光碎石器、超声碎石器、液电碎石器和电子能动碎石器等）直视下对结石进行彻底粉碎，最后用取石器械（取石钳和套石篮等）在直视下完全取出已经粉碎的结石。微创经皮肾镜手术是从1997年才正式开始，它是在标准经皮肾镜手术的基础上，对手术器械和手术方法进行了改进，手术通道的直径进一步缩小到仅仅0.5cm，实现了真正意义上的小通道。

微创经皮肾镜手术与标准经皮肾镜手术比较，并发症降低了90%以上，出血更少，创伤更小。该手术结石清除率高，手术时间短，患者恢复快，住院时间短，易于被患者接受。微创并不等于无创，微创经皮肾镜手术仍然有出血、感染、肾脏损伤等并发症。目前随着微创经皮肾镜手术技术的成熟和经验积累，它与输尿管镜及体外冲击波碎石术共同成为现代泌尿系结石的主要治疗方法，已经彻底改变了传统的结石开放手术治疗模式。

微创经皮肾镜手术能治疗所有需开放手术的单个或多个肾结石、鹿角状肾结石、开放手术后残留肾结石、复发性肾结石、有症状的肾盏结石或憩室结石、第4腰椎水平以上的输尿管结石、输尿管上段被息肉包裹或长径大于1.5cm的结石、体外冲击波无法粉碎或粉碎失败的肾结石和输尿管结石等。它也可以治疗一些特殊患者的肾结石，如小儿及肥胖患者肾结石、移植肾结石、马蹄肾结石、感染性肾结石、孤立肾结石、合并先天性肾盂输尿管连接部狭窄的肾结石等。

如果泌尿系结石患者合并有以下情况则不能采用此方法，如全身出血性疾病、严重心肺功能不全无法耐受手术、未能纠正的重度糖尿病和高血压、合并肾肿瘤或肾结核等。如果泌尿系结石患者肾下垂或肾脏游走性大导致穿刺困难、高位肾进入肾盂所需通道在第12肋以上、严重脊柱后凸畸形导致患者不能俯卧或侧卧等，微创手术时建立小通道有一定难度。

施行微创经皮肾镜手术的患者一般需要接受全身麻醉或连续硬膜外麻醉。有时一些简单的上尿路结石合并肾脏积水患者，也可在局部麻醉结合静脉镇痛下进行。手术时的体位一般为俯卧位或侧卧位，因此不习惯上述体位的患者必须在手术前进行俯卧位的训练。手术后1~2天需拍X线片，了解结石的残留情况、肾造瘘管及输尿管支架管的位置。肾造瘘管一般在术后5~7天拔除，输尿管支架管在术后约1个月在门诊膀胱镜下拔除。

什么是鹿角形结石？有什么好的治疗方法？

鹿角形结石是指充满肾脏的肾盂和全部或部分肾盏的结石。因为肾盂和肾盏的三维立体形状与鹿角相似，所以形象地把这类结石称为"鹿角形结石"。肾脏鹿角形结石的治疗非常复杂，通常单一的治疗方式很难完全将结石清除干净，多需要多种治疗方法联合使用。

鹿角形结石因为体积巨大，体外冲击波碎石的治疗结果比较差，很难将结石完全粉碎，结石很难完全排出。开放手术的方法也是鹿角形结石的治疗方法之一，但手术创伤大，术后肾脏出血、感染等并发症发生率高，目前已经较少采用这种手术方式治疗鹿角形结石。

目前，鹿角形结石的治疗主要采用以经皮肾镜碎石取石术为主、结合体外冲击波碎石、溶石等其他方法的综合治疗。经皮肾镜术是腔内泌尿外科手术中一个十分重要的组成部分，与输尿管镜术、体外冲击波碎石术共同成为泌尿系结石主要的现代治疗方法，改变并逐渐取代了传统开放手术的治疗方式，而微创经皮肾穿刺取石术（minimally invasive percutaneous nephrolithotomy，MPCNL）是该技术发展和完善的结果。

经皮肾镜手术的历史可追溯到20世纪40年代。1941年Rupol和Brown曾利用内窥镜从手术肾造瘘口取出开放手术后残留的结石；1976年Femstrom和Johannso从经皮肾穿刺建立的皮肾通道取石成功；1981年Wickbam和Kolett将该技术命名为"经皮肾镜取石术"。20世纪80年代后，随着放射、超声和CT等技术在临床的广泛应用，腔内手术器械不断改进，超声碎石、气压弹道碎石、钬激光碎石等腔内碎石器的应用，建立经皮肾通道技术的不断提高，临床经验的不断积累，使治疗成功率不断提高，合并症减少，手术范围不断扩大。除了简单的肾及上尿路结石，开放手术难以处理的全鹿角状肾结石、手术后残留结石、肾与输尿管连接部狭窄或闭锁，以及肾积水、上尿路手术后尿漏等复杂的情况，均可通过经皮肾镜等腔内技术处理。这样，从单纯解除上尿路梗阻的经皮肾造瘘术（percutaneous nephrostomy，PCN）到全面应用于以上尿路结石为主的多种疾病的临床诊断和治疗，近十年来腔内泌尿外科技术有了飞跃的发展。PCN是腔内泌尿外科最基本的技术，是经皮肾镜术的基础。应用穿刺针成功穿刺进入肾脏集合系统内，经过扩张建立经皮肾通道，是PCNL手术成功的保证。

微创经皮肾镜手术常用的器械包括超声或X线设备、微创肾镜或普通输尿管硬镜、穿刺扩张设备、碎石取石器械、灌注泵和电视监视装置等。

术前通过输尿管镜或膀胱镜直视下，经输尿管向肾盂内留置输尿管导管，以便术中作为肾盂输尿管的标志，也可阻止术中碎石落入输尿管，还可以在术中逆行加压注入生理盐水，加快碎石从皮—肾通道取出。PCNL主要手术操作步骤为：在B超或X线透视引导下，用穿刺针从腰部皮肤穿刺肾脏肾盏；拔出针芯，如有尿液或液体从针鞘流出则表明穿刺成功；经穿刺针通道留置导丝到肾脏内；沿导丝扩张皮—肾通道，留置相应的操作鞘；输尿管镜或微创肾镜经建立的皮—肾通道进入肾脏内进行碎石取石。

经皮肾镜碎石取石术所需要的操作通道仅需8mm左右，微通道经皮肾镜手术所需要的操作通道更小，仅需4mm左右。这种手术大大减少了患者的创伤，结合使用高效的碎石设备，可有效地治疗鹿角形结石，是肾脏鹿角形结石治疗上的巨大进步。

必须要指出的是，经皮肾镜手术也不是完美的。首先，经皮肾镜碎石取石手术对医生的操作技术、手术经验、相互配合的默契度要求很高，对手术器械、碎石器械、术中影像设备的依赖较大，也是一种高难度、高风险的手术。其次，对于复杂的鹿角形结石，一次经皮肾镜手术通常不能完全取净结石，或需要两次以上手术，或需要建立两个以上经皮肾通道，或需要术后结合体外冲击波碎石才能进一步提高结石取净率。要求医生一次手术完全取净结石是不科学的，也是目前还不能完全实现的。

什么是腹腔镜切开取石术？

就是使用腹腔镜的技术，切开输尿管或者肾盂取出结石。腹腔镜手术是一种微创技术，需要在全身麻醉下进行，一般在侧腰部切开三个1~2cm的小切口，让手术的器械进入身体，然后找到结石的位置，切开取石后再缝合。这种技术一般用来处理输尿管上段较大结石。

什么是开放取石术？

开放取石术，顾名思义，即通过手术刀从身体表面逐层切开，直至肾脏实质、肾盂、输尿管或膀胱，取出结石，再逐层缝合切口的手术方式。

随着腔内泌尿外科技术的日益成熟，目前90%以上的泌尿系结石均可通过微创手术方式取出。与各种微创手术方式（如腹腔镜下切开取石术、经皮肾镜取石术、输尿管镜下取石术、体外冲击波碎石术）相比，开放取石术对身体创伤大、并发症多、对肾功能影响大、术后恢复时间长。但并不意味着开放手术该被淘汰，开放取石手术的优势在于单次手术取石效率高、手术成本相对低廉以及不依赖于各种昂贵的腔内取石设备，在我国的基层医院，开放取石手术仍然占据主导地位。当患者存在的尿路解剖结构异常无法进行微创手术时，也需要行开放取石手术。

开放取石手术，根据结石大小和部位以及肾脏解剖结构的不同，又分为肾盂切开取石术、肾窦内肾盂切开取石术、单纯肾实质切开取石术、肾实质肾盂联合切开取石术、肾部分切除取石术、离体肾切开取石术、输尿管切开取石术、膀胱切开取石术等。处理肾结石的手术切口根据不同的手术方式可选择经第11肋、第12肋切口，第12肋下切口，背部直切口，上腹横切口，胸腹联合切口等。处理输尿管和膀胱结石可选择腰部斜切口、背部直切口、正中切口、旁正中切口、腹直肌鞘旁切口、经膀胱切口等方式。

传统开放手术治疗上尿路结石是否已被淘汰？

随着腔内泌尿外科技术的日益成熟，传统开放手术在治疗上尿路结石的地位受到冲击。与体外冲击波碎石术（ESWL）和经皮肾镜碎石术（PCNL）等微创技术相比，开放手术对身体的创伤大、痛苦多、并发症多、对肾功能的影响大，以及术后恢复时间长。但由于腔内手术设备昂贵、手术费用高、技术要求高，基层医院难以大范围开展。且较大的鹿角形结石往往需要多次经皮肾镜手术，周期长、费用高，患者负担加重。

在我国目前医疗状况下，各地医疗条件和技术发展不平衡的情况下，开放性手术，可以一次性住院一次性取净结石，且相对治疗费用低。因此，开放手术还不能被淘汰，微创腔内治疗必须以开放手术为后盾，在开放手术的经验积累下，安全顺利的开展微创腔内手术。

目前开放手术可应用于复杂性结石，无功能结石性脓肾，结石合并癌症、解剖异常、严重肥胖症等，ESWL和微创腔内治疗失败。

肾造瘘术的适用范围和注意要点有哪些？

肾造瘘术的目的是肾盂引流，改善肾功能，减轻肾盂和肾实质感染。但如果造瘘本身也可能引起或加重感染，影响肾功能。因此，过去这种手术只能作为缓解梗阻的抢救措施。最近二十年来，随着无菌术、材料技术及护理条件的改善，肾造瘘可以作为长期的尿流改道的方法。

肾造瘘适用于如下情况：①输尿管因某种原因梗阻，如结石、肿瘤、创伤、结核等，全身情况不允许用其他方法解除梗阻者。②肾积脓，全身情况不允许作肾切除术，或有其他原因必须保存病肾者。③某些上尿路手术的一部分，如经皮肾镜取石术等。对于前二种情况，传统的开放手术行肾造瘘在现在已经不是首选使用了。在DSA引导下或B超引导下行穿刺造瘘成为目前主流的方法。操作快、切口小、恢复快是这种方法的优点。

完成肾造瘘并不是万事大吉。术后有一些注意事项。

造瘘管的护理非常重要。一般的要定期换药，只要稍加培训掌握方法，一般可以在家中自行完成。另外造瘘管并不像导尿管那样有确实的固定装置，因此造瘘管的保护很重要，切不可暴力牵拉，这样会拔出造瘘管，甚至会引发肾脏的大出血。

肾造瘘术后，要每天观察造瘘管引流的尿量和尿色等情况。尿量的减少提示造瘘管可能不通畅，最好到医院进行检查。尿液中有红色提示出血。尿液中有絮状物提示此侧的肾脏内可能有感染。

肾造瘘术后，要按照医生的医嘱，按时到医院换管或拔管。

B超、KUB+IVP和CTU检查是评估造瘘管及上尿路情况的合适方法。

为什么结石术后常规留置双J管？

结石梗阻的部位常常由于手术的缘故，局部的输尿管黏膜有一定程度的损伤、水肿和肉芽组织的增生，为了保持尿路的通畅，我们在输尿管内留置双J管，引流肾脏的尿液，给输尿管一个"自我修复"的时间。另外，双J管留置后能很好的引流手术侧肾脏的尿液，引流肾积水，减少术后感染发热的发生；同时双J管还能防止手术后小的碎石片阻塞输尿管，引起肾绞痛等不适症状。所以我们在结石的术后常规放置双J管。

结石术后留置的双J管一般多长时间拔除？

肾结石手术后常规会留置一根双J管在输尿管，两头分别置于肾盂和膀胱内，因两头呈卷曲状，一般不会滑脱，这个双J管可以起到内引流和支架的作用，一般在术后2~4周左右拔除。

上尿路结石在微创手术后为何有排尿期肾区疼痛症状？

上尿路结石的微创治疗有如下几种主要方法：经皮肾镜碎石术、输尿管镜碎石术以及腹腔镜下切开取石术等。上述术式存在以下共同的特点：一，术中虽将结石击碎，但结石碎片仍或多或少残留在泌尿道内；二，术后需常规留置一根输尿管支架管。

结石的碎片在术后的数周至数月内在输尿管支架管的引导下，会逐步自行排出体外。在结石自行排出的过程中，会引起类似肾绞痛发作的腰痛症状或患侧腰背部隐痛钝痛等不适。另外，在结石碎片经尿道排出体外时，患者会有明显的尿痛症状，并且由于尿路刺激，患者会有明显的尿频、尿急感觉。与此同时，输尿管支架管的留置会带来两种不适的效果：一是它联通了肾盂和膀胱，因此在排尿时膀胱收缩，增高的膀胱内压力会引起尿液反流至肾盂导致腰痛；二是输尿管支架管的末端刺激膀胱黏膜，从而引起尿频尿急等症状。但是患者朋友们不必担心，在拔出输尿管支架管以后，以上症状会逐步解除。

为什么结石清除后仍然有肾积水？

肾积水是由于结石阻挡在肾盂输尿管开口，或者输尿管内引起尿液不能排出引起肾盂内压力的增高，导致肾盂、肾盏的扩张，肾实质的萎缩。虽然经过治疗，堵在"交通要道"上的石头已经被清除，但是肾脏的损伤在，短时间内无法恢复，甚至不能恢复。就像气球一样，吹过的气球就算把气全部放光了，它也没恢复成最初新的那样。但是比较治疗前后，肾积水大多会在一定程度上有所恢复，恢复的程度与年龄的大小，积水的时间，积水的程度，肾脏的受损程度等因素都密切相关。如果肾脏积水在治疗后出现了增大，则需要进一步检查确定是否有输尿管狭窄等其他的疾病引起。

为什么做了结石手术以后仍有残留结石？

结石手术的目的是把大块的结石击打粉碎，一般粉碎到2mm以下。手术过程中可以把大部分结石套取出体外。但是有部分小碎石随着手术中水流的冲洗移动到肾脏的各个盏里，这些碎石堆砌在一起，X线片子上看上去像一块大的石头。多喝水，多运动后，过一段时间再复查，这些堆积的小石头大部分都会排出体外。还有一种情况，有些患者的肾脏内的情况复杂，结石处在手术器械无法探及的位置，那也可能引起结石的残留。

为什么结石手术后出现反复高热？

大部分结石患者手术因为手术和麻醉的原因，可能会出现1~2天的发热，一般性热度不会超过38.5℃。但是如果手术以后的体温高于这个温度，并且反复的发作，就要引起我们的警惕。需要找寻其发生的原因，及时处理病因，控制体温和感染症状。可能的原因主要有：①感染性结石的患者如果手术时间过长，术中肾盂内的压力过大，会引起细菌和毒素通过肾脏的"安全阀"进入全身的血液循环，引起菌血症、败血症甚至脓毒血症等重症感染，引起反复的高热。②一般结石的微创手术后输尿管内常规会摆放一根输尿管支架管，它能引流肾脏的积水，如果管子位置的异常，引流不畅，肾脏内"脏东西"不能引流干净，会引起身体的反复高热。③手术原因引起的肾脏血肿、尿外渗、肾周感染这些都是引起反复高热的原因。

为什么输尿管镜碎石术后有少数患者会出现输尿管狭窄？

随着科技的进步以及人们对于泌尿道这一人体自然腔道的认识，特别是近年来各种新式碎石能量设备不断升级（如大功率钬激光的出现），输尿管镜钬激光碎石术以其碎石效率确切、治疗时间短深受泌尿外科医生及广大结石患者的青睐。但是，少数患者却在输尿管镜碎石术后出现了输尿管狭窄的远期并发症（发生率3%~11%）。究其原因主要有三方面：①由于输尿管直径非常细，而且存在三处先天发育的相对狭窄部位（肾盂输尿管连接处、输尿管跨越髂血管处、膀胱壁内段），最细处3~4mm，结石最容易在这些狭窄部位停留，结石长期的留存，刺激输尿管黏膜导致炎性息肉狭窄或组织破坏，形成瘢痕增生；②在进行输尿管镜激光碎石过程中，各种碎石设备能量（如钬激光、气压弹道探针）在结石嵌顿部位可能引起输尿管穿孔、输尿管黏膜损伤及出血等并发症，这些并发症如果一旦出现，在输尿管愈合过程中，形成瘢痕，也会导致输尿管狭窄；③碎石过程中，输尿管镜体强行通过输尿管狭窄部位、取石钳反复进出输尿管取石都有可能加重输尿管黏膜的损伤，引起术后输尿管狭窄。

为什么结石手术后会有反复肉眼血尿呢？

结石手术后一般会在输尿管内留置支架管一根，这种管子一端在肾脏，一端在膀胱，能保证从肾脏来的尿液顺利到达膀胱。但管子会刺激输尿管和膀胱三角区黏膜，引起黏膜水肿，出血，造成肉眼血尿。这种管子一般放置2~4周左右，有的时间会更长些。患者要在医生医嘱建议的时间内到医院复诊拔除支架管，支架管拔除后，肉眼血尿一般会很快消失。另外手术碎石损伤黏膜或造成感染也会有肉眼血尿。

出现上述情况时不必过分担心，要多饮水，每日2000~3000ml，避免腰部剧烈活动，不要憋尿，多能缓解。但严重血尿时需要及时去医院就诊。

做经皮肾镜手术、体外冲击波碎石术、输尿管软镜手术对肾功能有影响吗？

一般来说，经皮肾镜手术是在腰部打个0.5~1.0cm的小洞，通过小洞利用特殊器械把结石粉碎并取出。这种微创手术，根据术后影像学（CT）和核医学方面的研究，没有并发症的经皮肾镜手术对肾实质损伤较小，瘢痕体积占整个肾实质体积小于1%。对肾功能几乎没有影响；体外冲击波碎石术是利用冲击波的原理，将结石粉碎，经过尿道排出体外，冲击波能引起肾实质内轻度出血、水肿。但28天后就恢复了，冲击波碎石治疗中需要严格掌握工作电压、每次治疗的冲击波次数以及两次治疗的间隔时间，以及严重掌握体外冲击波碎石的治疗次数，则对肾功能影响小。而输尿管软镜碎石是用一条柔软能拐弯的镜子，象西游记里的孙悟空一样从我们的尿道钻到肾里，看到石头，用金箍棒把它打碎，排出体外，对肾功能影响非常小，不久就恢复了。

结石手术出院后碰到哪些情况需要急诊就诊？

泌尿系结石的手术方式主要有输尿管镜（软镜及硬镜）、经皮肾镜手术、腹腔镜手术及开放手术，我们分别谈一下每种手术拔除导尿管、造瘘管、引流管出院后什么情况需要医院急诊就诊。

（1）输尿管镜手术：术后主要有出血、感染、腰痛、输尿管支架移位等情况。

①出血：一般轻微出血适当多饮水、卧床休息即可好转，偶尔少见的是术后活动输尿管支架摩擦导致输尿管或者膀胱内壁毛细血管破裂出血，这时的表现为下腹肿胀不适、排尿困难或者排出深红色尿液，多饮水及休息后改善不明显，请立刻医院就诊。

②感染：术后因为有输尿管支架在人体内，其下端在膀胱，所以有的患者有尿频、尿急等症状；而尿路感染不仅仅有尿频、尿急还有排尿疼痛，严重的伴有发热症状，如感染严重可导致肾盂肾炎，此时伴有腰部疼痛，建议医院急诊就诊行尿常规、血常规等检查，确诊后积极抗感染治疗，防止感染加重。

③腰痛：术后腰部疼痛主要与感染、肾盂输尿管黏膜水肿、输尿管支架刺激、肾包膜下出血、碎石形成"石街"导致梗阻有关。感染的情况前面已经解释；肾盂输尿管黏膜水肿和输尿管支架管刺激一般会逐渐改善，无需特别处理；肾包膜下出血严重患者腰痛明显，休息等均无改善，活动后有可能加重出血，大量出血肾实质受压迫可能影响肾功能恢复，这种并发症的表现为持续性腰部钝胀痛，严重者伴有头晕、乏力等贫血症状，这也要及时就诊；碎石形成"石街"导致梗阻表现为突然的腰痛伴有尿量减少，肾区有叩击痛，需要急诊处理。

④输尿管支架移位：移位时有的上端移入输尿管、有的下端上移入输尿管，这些患者一般没有症状；但有的患者移位严重，支架管下端自尿道口排出，这样的情况必须及时就诊。

（2）经皮肾镜手术：该手术相对于输尿管镜手术常见的并发症是感染与出血；出血原因主要是肾脏血管破裂出血，严重出血表现为手术侧的腰部肾区胀痛加重伴有血尿突然加重，大量出血不能及时排出，膀胱内血块凝固，排尿困难，严重的患者可有心跳加快、头晕、低血压等失血性休克症状，需要立刻急诊处理。术后如果反复发热感染，没有完全控制的患者出院后仍然可能发生感染加重，表现为反复高热、腰痛，需要立刻急诊就诊控制感染。

（3）腹腔镜手术：目前的腹腔镜手术主要是经后腹腔处理输尿管中上段结石，经腹腔处理输尿管下段结石；两者患者术后出院发生共有的并发症为手术部位感染、化脓，表现为术后持续高热伴手术部位疼痛，严重的有脓液自切口流出，需要急诊行切开去除感染并通畅引流；经腹腔手术还有可能发生粘连性肠梗阻，严重患者腹胀明显，肛门不能排气、排便，需要急诊解除肠梗阻。

（4）开放手术：最常见的并发症为切口感染，一般门诊处理即可，但有部分严重患者，感染后导致切口皮肤及深层缝合全部裂开，这必须急诊予以处理。

当然经皮肾镜、腹腔镜、开放手术也会发生输尿管支架移位并发症，一旦移位自尿道口排出，千万不要自行置入或者用力拔出，必须给急诊医生评估后再处理。

膀胱"软结石"该如何处理？

膀胱结石在老年及儿童多见，男性患者多于女性患者。膀胱结石的发生原因多与膀胱的局部情况和营养状况有关。如贫困地区的膀胱结石发病率较高，而膀胱慢性炎症、膀胱内异物、前列腺增生的人群中，膀胱结石的发病率亦明显升高。膀胱"软结石"是一类特殊的膀胱结石，是指那些质地疏松易碎的膀胱结石，主要由蛋白及糖类组成。膀胱"软结石"的形成可能与尿路感染、膀胱内异物以及细菌附着有一定的关系。膀胱"软结石"的治疗，除了要让患者多饮水，促进排尿，特别需要注意的是改善膀胱的内环境，去除结石形成的诱因。如运用抗生素治疗慢性膀胱炎症、前列腺增生的治疗等均对膀胱"软结石"的预后有着重要作用。当然，在上述方式效果不明显或结石仍反复发作时，膀胱"软结石"同样可以考虑外科手术治疗。目前对于膀胱"软结石"的临床治疗主要以微创为主，如通过膀胱镜下钬激光或者气压弹道碎石术，而属于开放手术的"耻骨上切开取石"，目前临床上已应用较少。

哪些患者需要采取膀胱切开取石术治疗？

微创手段的普及和碎石技术的发展，使得耻骨上膀胱切开取石这一传统手术方式逐渐淡出首选治疗方案，而这一传统术式目前仅仅适用于需要同时处理膀胱内其他疾病的病例和一些特殊情况的病例。

相对适应证包括：比较复杂的儿童膀胱结石；巨大膀胱结石；膀胱结石合并尿道或膀胱的梗阻性病变；生长于膀胱憩室内的结石；膀胱内异物为核心结成的巨大结石；同时合并需要开放手术治疗的膀胱肿瘤；结石异常坚硬，碎石效率低下，患者无法耐受长时间手术；挛缩膀胱内的结石；肾功能受损同时伴有输尿管反流者。

膀胱结石患者合并严重的内科疾病时，可以先行导尿或耻骨上膀胱穿刺造瘘，待手术条件允许时再行手术。如果合并严重的感染时，应先根据中段尿培养及药敏试验控制感染后再行手术治疗。

前列腺增生伴有的膀胱结石该如何处理？

前列腺增生是老年男性都不可避免会遇到的问题，发展比较快较严重的会对生活造成严重影响，需要药物甚至手术处理。膀胱结石就是前列腺增生的主要常见并发症之一，一旦形成膀胱结石，常常就提示前列腺增生造成的膀胱功能损害已发展至非代偿状态，是前列腺增生需要手术治疗的重要指征之一。

那么前列腺增生合并膀胱结石该如何处理呢？仅仅处理掉结石就完了吗？答案是否定的。俗话说看病要除根，膀胱结石的病根就是前列腺增生，压迫尿道造成膀胱排空困难，久之造成了膀胱结石的生成，因此，前列腺增生合并膀胱结石的正确处理是清除结石，同时通过手术的方法切除前列腺，仅仅清除结石而保留前列腺，仍会造成结石的复发。

膀胱结石的手术可以通过开放手术和微创手术达到目的，比如，开放手术取出结石同时摘除前列腺，或者经尿道镜下激光碎石，同时通过电刀、激光等方法切除前列腺增生部分的腺体。如果患者年高体弱或者合并其他严重心肺等疾病，不能耐受手术，也可以通过微创的办法清除结石而保留前列腺，但这类患者应长期服用治疗前列腺增生的药物，尽可能改善排尿，减少结石复发的机会，而且，应定期复查超声等检查，一旦发现结石形成，及早处理。

前列腺结石需要治疗吗？

前列腺结结石是指原发性或内源性的、在前列腺腺泡和腺管内形成的真性结石。这种结石可小如粟米，大如豌豆，可呈圆形或椭圆形，也可呈多面形，数目可以是一个，也可能是几百个，一般呈棕黄色、暗棕色或黑色，小结石常较光滑，大结石或多发结石可占据整个腺腔，质地坚硬。前列腺结石中常隐藏有大量细菌，因此，常可作为感染核心，储存细菌，而抑菌的抗生素却难以进入结石发挥作用。前列腺结石早期主要引起前列腺纤维化，患者大多数无症状。继续发展可导致前列腺钙化，前列腺钙化灶上易滋生细菌，对于青壮年患者来说，又是前列腺炎反复发作的一个因素，不容忽视。伴有炎症及化脓时，可引起前列腺周围炎。严重感染时可形成脓肿，甚至穿破形成瘘管。因此，前列腺结石常伴发反复尿路感染，而结石则是继发性尿路感染的根源。哪前列腺结石需要治疗吗？一般来讲，对大多数小而多的静止无症状或仅在常规X线检查时发现的结石，常不需治疗。对有症状而感染不严重的结石，可用前列腺按摩及使用抗生素控制症状，配合B超或X线复查，观察结石大小改变。当结石合并前列腺增生时，可经尿道行前列腺切除，尽量同时刮除结石。结石大而数目多时，有时需作经会阴前列腺切除及取石。当前列腺结石伴有慢性前列腺炎及精囊炎时，以对症治疗为主，可用热水坐浴，使用抗生素及尿路解痉药，以解除后尿道刺激症状。前列腺真性结石一般很少见，且大多数不需治疗，有些虽有症状，但预后一般都很好，只有极少数才需手术取石。因此被确诊前列腺结石时不必惊慌失措，要积极治疗，并定期复查。另外，平时要注意养成良好的生活习惯，预防或减少前列腺结石的形成。比如：不吃辣椒等刺激性食物，做到平衡膳食。不喝酒、多喝水。适量运动，不久坐，勿过劳，免着凉，保持大便通畅。保持心情舒畅，过有规律的性生活等。

中医对治疗前列腺结石有何妙招？

中医认为形成前列腺结石的原因是本虚标实。常见的病邪为湿热、相火、瘀血、败精，治疗上当以祛邪排石利水为法，佐以扶正。

中医学将尿中有沙石排出的病证统称为石淋。前列腺结石多发于40岁以上成人，是因为40岁后，肾气不足，气血郁滞，邪气存留，化为沙石，壅塞水道，故发为前列腺结石。前列腺结石有时也可落入尿道，从尿中排出，因此属于石淋范畴。

中医往往将前列腺结石分为3种证候，辨证论治。①下焦湿热证：症见尿频急而痛，赤热浑浊，小腹胀满，大便秘结，口苦口黏，前列腺指诊可及结石或有捻发音，舌红，苔黄腻，脉滑数。法当清利下焦湿热，方用八正散，组成有木通、瞿麦、萹蓄、车前子、大黄、山栀等。②下焦瘀阻证：症见排尿困难，尿细如线，或时断时续，涩痛难忍，舌紫暗，苔白，脉细涩。法当化瘀散结利水，方选代抵当丸，组成为当归尾、穿山甲、桃仁、大黄、芒硝、红花等。③肝气郁滞证：症见情志不疏，心烦易怒，口苦咽干，小便不利，胁腹胀满，舌红，苔薄微黄，脉弦数。法当理气清热降火为先，方用沉香散加减，组方为沉香、陈皮、白芍、当归、王不留行、石韦、冬葵子等。

下面提供几个实用处方：

（1）桃仁墨鱼。组成：墨鱼1条，桃仁6g。功效：活血祛瘀。用法：先将墨鱼去骨皮洗净，与桃仁同煮，鱼熟后去汤，食鱼肉，作早餐食用。

（2）山药粥。组成：生山药（去皮为糊）、白米各60g，酥油、白蜜适量。功效：健脾益肾。用法：将生山药为糊后用酥油和蜜炒，令凝，用勺揉碎，另煮米成粥，放入山药搅匀，亦可加少许糖，作早餐食用。

（3）腰花杜仲。组成：羊腰子1对，杜仲15g，盐、葱、调料适量。功效：补肾纳气。用法：先将腰子切开，去皮膜切成腰花，放入调料与杜仲同炖，炖熟取腰花，作夜宵食用。

（4）茯苓粉粥。组成：茯苓粉、白米各30g，红枣（去核）7枚。功效：健脾利湿。用法：先煮米几沸后放入红枣，至将成粥时放入茯苓粉，用筷子搅匀成粥，加糖少许，可常食用。

独肾患者出现上尿路结石时如何应对？

独肾伴上尿路结石由于其独特的病理生理特点，临床上处理起来较为棘手，独肾伴上尿路结石可导致上尿路梗阻，造成不同程度肾积水，代谢产物排出障碍，出现氮质血症、水电解质和酸碱平衡紊乱，甚至尿毒症，严重者危及生命。临床上遇到独肾患者的上尿路结石引起上尿路梗阻的治疗原则是尽快解除梗阻，最大限度的保护和恢复肾功能。上尿路梗阻可在较短时间内对肾功能产生严重影响，梗阻时间长短与肾功能恢复密切相关。

独肾上尿路结石引起的急性梗阻性肾衰，病情危重，应采取简单、快速有效和创伤小方式引流尿液，使患者尽快排出体内毒素和代谢废物，改善全身状况，待患者病情平稳，肾功能改善后，可行二期手术治疗上尿路结石。对于急性上尿路梗阻和病情较重者，可以采用输尿管置管引流或经皮肾造瘘。输尿管置管引流作用：一是起暂时引流，二是便于体外冲击波碎石术（ESWL）术后结石排出，防止形成"石街"，再次造成梗阻。经皮肾造瘘术作为一种微创、高效、成功率高的引流术式，不但可有效引流尿液，而且可为二期的经皮肾镜碎石术（PCNL）手术提供操作通道。输尿管置管引流与皮肾造瘘相比，操作简单，费用较低，适用于基层医院。

输尿管镜下碎石术（URL）适用于输尿管中、下段结石、ESWL定位困难或治疗失败者以及ESWL后形成石街者，和少数位置相对较低的输尿管上段结石。对于体积较大的输尿管上段结石，因为结石距肾盂较近，容易返回肾内，为了彻底清除结石，可联合ESWL治疗，亦可采用PCNL。PCNL和URL相比较，住院时间较长，费用高，但PCNL术后结石取净率明显高于URL。

由于碎石器械的改进，术者临床经验的累积，目前ESWL已经作为大多数肾结石治疗的首选方法，其适用于<2cm的肾结石且无上尿路梗阻者，但对于下列情况需行PCNL：①结石直径>2cm；②结石直径<2cm但伴有上尿路梗阻（输尿管结石或狭窄）；③铸型肾结石，移植肾结石，多发性肾结石，肾盏颈部梗阻的肾盏内结石，肾下盏结石；④X线定位困难的阴性结石，ESWL难定位者；⑤ESWL治疗失败者；⑥胱氨酸、草酸钙结石，不适于ESWL治疗。

独肾患者的肾脏会代偿性增生，其血流量也同时增加，采用传统开放手术，创伤大，易出血。采用微创腔内技术治疗独肾上尿路结石疾病，无需开刀，创伤轻微，出血少，基本不需输血，降低围手术期并发症发生率，术后康复快，可最大限度保护肾功能。其适应证宽，而成功率、安全性也不低于传统开放手术。现阶段，随着外科技术的提高、腔内器械的改进和激光技术的应用，微创技术已成为尿石症的主要治疗手段，尤其在独肾上尿路结石治疗中可作为一种重要的治疗方法。

泌尿系统畸形时发生结石该如何处理？

泌尿系畸形往往会与结石并存，在更多情况下，是引起婴幼儿泌尿系结石的重要诱因和病因。因此泌尿系畸形发生结石时，在处理结石，解除梗阻保护肾功能的同时，还应该注重处理泌尿系畸形的纠正，恢复正常的泌尿生殖道，以去除诱发结石的病因。

泌尿系畸形分为先天性和继发性，以先天性畸形为主，继发性泌尿系统畸形则见于外伤，泌尿外科手术等。先天性畸形多以肾脏和输尿管畸形最为常见，常见的症状是血尿、排尿异常、腰腹痛、腹部包块，往往并发症与之并存。

肾畸形包括囊性马蹄肾、肾病变、孤立肾等。输尿管畸形常见，包括输尿管完全缺如、双输尿管畸形、输尿管口膨出、异位输尿管开口及囊肿、下腔静脉后输尿管、输尿管与肾盂连接畸形等等。

重复肾、重复输尿管及开口异位是临床上小儿先天畸形的常见病，但因临床的表现差异较大，临床诊断上也较困难。究其病因，一般是在胚胎第4~7周时，输尿管由中肾管分化，中肾管的下端发出输尿管芽，上端向上发育，发育成输尿管，进入肾组织后，逐渐形成肾盂、肾盏及集合系统。如果在这个过程中出现问题，则会出现两个输尿管芽或输尿管的重复畸形。重复肾分为上下两肾，一般上侧肾较小，常为畸形中发育不正常部分，表现为肾发育不良，肾及输尿管积水等，导致肾功能下降；下肾一般发育正常，无肾及输尿管积水等表现，肾功能正常。

输尿管可分别进入膀胱，亦可在不同部位汇合成一条输尿管进入膀胱。来自下肾的输尿管一般都正常，不会造成梗阻积水，其开口从正常部位进入膀胱；而上肾来的输尿管常有梗阻积水，进入膀胱部位也不正常。

来自中肾管的输尿管芽下端腔化，与膀胱逐渐相通，在最后会形成一层隔膜。如果因为某种原因隔膜没有被吸收或破裂，在输尿管口造成狭窄、梗阻、导致输尿管扩张，形成输尿管囊肿；再就是输尿管鞘发育不良，引起膀胱输尿管黏膜发育松弛，则形成囊肿。对于输尿管没有进入膀胱者，则可开口于会阴前庭、阴道、前尿道等处，表现为持续性遗尿症。在男性，如异位开口于外括约肌以上的膀胱颈、后尿道、精囊、射精管及直肠等处，则可无遗尿表现。

了解泌尿系畸形的病因，明确其诊断，是治疗泌尿系畸形结石前的重点所在。针对不同的畸形，采取不同的手术方式进行纠正，恢复正常的泌尿系统解剖关系，从而实现泌尿器官的功能正常，是治疗的关键。如在处理马蹄肾结石时可依照结石诊疗指南所提到的一般结石的处理原则进行治疗。但要强调的是，患者通常根据肾在体表的投影，行俯卧位ESWL治疗。手术处理时，则需马蹄肾峡部切除及肾旋转复位术。孤立肾患者由于健侧代偿性肾增大，肾皮质增厚，在经皮肾镜碎石手术时，手术穿刺、扩张时容易引发难以控制的出血。微创经皮肾造瘘相对造成肾皮质的损伤减少、出血的几率较低，分二期手术会较安全。治疗的关键在于解除梗阻，改善肾功能，采用合理大小通道和次数取石。对于难以处理干净的残石可术后结合ESWL治疗。每次治疗须监测肾功能的变化，必要时需治疗间隔的时间延长，以降低手术风险。

感染性上尿路结石该如何处理？

感染性上尿路结石一般是指肾脏鹿角形结石，或者指梗阻严重、肾积水明显的输尿管结石，常伴有反复的尿路感染病史，尿液分析中可见脓白细胞，尿培养可以发现大肠埃希菌、变形杆菌等致病菌。这些致病菌就躲藏在这些结石的内部甚至结石的核心处，抗菌药物一般很难到达这些地方将其杀灭。停止抗菌药物后，在结石内部的细菌又能死灰复燃，再次引发尿路感染。如果术后有结石残留，尿路感染、尿路结石是互相促进的因素。感染可以引起肾结石，而结石梗阻可以加重感染，从而使结石越来越大，再次形成鹿角形结石，产生恶性循环，最终导致肾功能受损。

控制尿路感染和解除尿路梗阻，是为保护尿路结石患者肾功能的主要目的。一般治疗：通过每日饮水2000~3000ml，增加尿液排出，可以防止结石长大。尤其是在睡前饮水，可以防止夜间尿液浓缩、结晶析出形成结石。大量饮水也可以使尿液中的细菌得以大量排出，有利于感染的控制。抗菌药物的运用：通常使用对细菌敏感的抗菌药物，经验用药一般为喹诺酮类药物。对于复杂的感染性尿路结石患者，可以先行中段尿培养，再根据药物敏感试验来确定使用何种药物。在外科手术前运用抗菌药物，对预防术中术后菌血症、败血症的发生具有重要作用。对症处理：肾绞痛发作时，可以用解痉止痛药对症处理。可以大量补充液体。外科手术处理：对于大多数的结石，可以通过微创手术将结石粉碎后取出。如PCNL术、输尿管镜碎石术等。一般术前尿培养，术前预防运用抗菌药物，术后保持尿液引流通畅并使用抗菌药物。

对于复杂的尿路结石，多种碎石手段该如何联合应用？

复杂尿路结石处理困难。所谓复杂尿路结石，包括巨大的铸型结石，孤立肾结石等。通常来讲，这类结石多需要采用手术或其他碎石手段积极处理。

以前，开放手术治疗是治疗复杂肾结石的唯一手段，但由于结石较大甚至充满整个肾盂，手术难度很大，手术并发症很多见，部分患者甚至被迫切除肾脏。随着医学科技及相关医学设备的发展，越来越多的碎石取石手段应用于临床，包括创伤较小的各类微创手术如经皮肾镜碎石术（PCNL），就是经过腰部的一个小洞，置入肾镜和输尿管镜，应用各种介质碎石，并冲出或取出结石。除手术外，还可以应用体外震波碎石

（ESWL）等。

经皮肾镜碎石术近年来发展迅速，就通道大小来讲，可分为大通道和小通道碎石，碎石手段则包括钬激光碎石，气压弹道碎石，边打边吸的超声弹道联合碎石（EMS）等，甚至还有多通道一次碎石取石，或者单通道分次取石。

那么，对于复杂的肾结石，如何选择合适的碎石手段呢？

小通道仅16F大小，可通过输尿管镜碎石，但取石较慢；较大的结石可选择大通道碎石，可扩张至24F，由于通道较大，取石效率也较高，而且由于通道较大，可通过EMS肾镜碎石，效率更高。提起EMS，由于边打边吸，结石易于取出，而且结合了弹道和超声碎石，因此效率较高。

一般来讲，对于较大的结石，如果仅存于肾盂或一到两个肾盏，那么一个通道的常可以碎石成功，如果结石有残留，那么可以视残留结石大小和位置，较小单发的结石可以在术后经过ESWL碎石后排出，如果残石较大，或多个残石，那么难以应用ESWL碎石成功，可经过上次手术建立的通道，一周后再次行PCNL。如果术前发现结石很大，充满肾脏的各个肾盏，单通道碎石难度很大，因为在碎石过程中镜体摆动角度过大很可能会撕裂肾脏实质造成大出血，或者，因为镜体不能转弯，由于角度问题，难以观察各个肾盏，因此，有人提出多通道的概念，就是一次通过两个甚至三个经过不同肾盏的通道碎石成功，但通道较多，对肾脏的损伤也较大，目前，肾脏软镜结合钬激光的联合应用，也可以一个通道解决复杂结石。

疑似肾绞痛发作时如何应对？

在日常生活中，当面对突如其来的腰腹部剧烈疼痛伴有恶心呕吐时，我们该如何应对呢？

首先，虽然疼痛非常剧烈，有时甚至不能站立，但患者及家属要保持冷静。可以简单地查看一下疼痛的位置，是左边还是右边疼痛，还是两侧同时疼痛？有没有血尿？面色如何？有没有呕吐？吐了什么东西？对于没有结石病史的患者或以往没有类似疼痛发作过的患者，更要记住疼痛的部位、疼痛的持续时间、疼痛时伴随的症状，以便让医生可以尽快排除一些需紧急处理的急腹症。

其次，立即前往最近的或自己熟悉的医院就诊。在疼痛发作后、医院就诊前，不要吃任何食物，包括水。在到达医院前可以通过改变体位、注意保暖、安慰患者情绪等来减轻患者的疼痛。到达医院前尽量不要排尿，因为医生往往需通过尿液化验来判断是否为肾绞痛。医生诊断明确后，可以使用杜冷丁、黄体酮、阿托品等药物解痉止痛，并补充水分。一般情况下肾绞痛用药后会立刻疼痛好转，不必住院治疗。

最后，进行相关的超声检查或造影检查，明确结石情况，为进一步的治疗作准备。如果结石小于1cm，没有明显的肾积水，可以通过多运动，服用排石药物，多喝水等促进结石排出体外。排石期间最好在解小便时用纱布滤尿，以观察结石是否排出。而对于较大结石，或结石较小、但肾积水明显的患者，需要尽早进行外科干预。

有输尿管结石但未引起梗阻积水的患者如何应对？

实践证明，由于结石在输尿管中的位置，停留时间的长短，结石的大小以及对输尿管造成梗阻程度的不同，对各种治疗方法的反应也不同。故在治疗结石以前，应仔细询问病史，了解结石的位置、大小、存留时间及肾积水情况以决定治疗方法。自20世纪80年代以来，ESWL已广泛应用于输尿管结石的治疗。随着ESWL技术的不断成熟以及输尿管镜腔内碎石等微创技术在临床上的广泛运用，输尿管结石的治疗越来越倾向于微创技术，开放性手术的比例越来越低。

对于有输尿管结石但未引起梗阻积水的患者，我们应该如何处理呢？

　　我们首先需要做的是进行泌尿系尿路造影检查，来明确输尿管结石的位置，是在上段？中段？还是下段？还可以看出结石的大小，有没有肾积水等。

　　对于没有肾积水的下段输尿管结石患者来说，无论结石大小，我们可以先用排石颗粒，配合使用扩张下段输尿管的药物，来尝试排石治疗。治疗1个月左右复查B超，如果结石排出，治疗成功。如果结石还在下段原来位置，仍没有肾积水，可以继续服用排石药物。如果肾脏开始出现积水，则说明结石排出困难，需通过输尿管镜来进行碎石处理。

　　对于没有肾积水的中段或上段输尿管结石患者来说，只要泌尿系尿路造影检查中看到造影剂可通过结石周围，说明结石较小、停留时间短、与输尿管壁无粘连，此种结石ESWL碎石效果好，一次粉碎率高。ESWL治疗1~2次无效，或虽有少量砂石排出，KUB显示仍有结石，尽管结石已碎，则仍应改用输尿管镜腔内取石术，以防发生输尿管严重纤维化及严重粘连。因为ESWL对组织有一定的损伤作用，会使组织发生纤维变性，产生炎性狭窄。当然，利用排石药物也可以将中段或上段输尿管结石排出体外，具体方法同上述的治疗下段输尿管结石的方法。

　　在治疗过程中，都应当每日大量饮水，配合体育锻炼，健康饮食，促进结石的排出。

肾绞痛发生后尿量减少或无尿时如何应对？

　　肾绞痛发作时，患者尿量可减少，症状缓解后可恢复，甚至出现多尿。完善相关检查，明确病因及梗阻情况，可密切观察尿量变化，针对肾绞痛症状予以解痉止痛等处理，随着症状的改善，患者尿量可恢复正常。但肾绞痛发生时，结石引起患者发生肾后性肾功能不全时，也表现为尿量减少或无尿，在处理上则需要认真对待。

　　泌尿系结石梗阻是导致肾后性肾功能不全的主要原因，是泌尿外科常见急症之一。是临床上突发性少尿或无尿就诊的主要原因。发病机制是尿路梗阻导致肾盂内压的不断升高，使肾小球的滤过降低甚至停止，从而导致氮质血症的出现，并引起肾脏不同程度的损害，影响预后。临床上以突发性少尿或无尿为主要表现，尿少的同时又有尿渗透压和尿比重的降低更有诊断价值。一般尿渗透压低于350mmol/L、尿比重小于1.015时为异常。有明确的病因，伴少尿和尿渗透压减低，可作为早期诊断的指标。B超和CT检查可以了解肾脏情况，肾脏扩张、积水程度，明确梗阻部位或病因，是首选的影像学检查。

肾后性肾功能不全患者肾功能恢复的情况，除了取决于解除梗阻的时间，还与肾脏损害的轻重相关。动物模型研究发现，尿路梗阻在36h内解除，肾小球的滤过率和肾小管重吸收功能可完全恢复；随着梗阻时间的延长，肾脏损害的加重，其恢复能力逐渐下降；梗阻时间14天，其恢复能力仅为45%~50%，梗阻超过6周，肾功能将很难恢复。因此及早解除梗阻，恢复尿路通畅是该病治疗的核心，对挽救和恢复肾功能至关重要。

肾绞痛发作同时伴少尿或无尿，当确诊是泌尿系结石引起的肾功能不全时，尽早解除结石导致的梗阻，挽救肾功能，是至关重要的治疗。随着泌尿外科腔内技术的飞速发展，在处理该类情况的时候，有了更为有效和及时的措施。目前临床上解除梗阻可供选择的技术有膀胱镜逆行置管术、肾脏输尿管探查术、输尿管镜下碎石术、经皮肾造瘘引流术、急诊体外震波碎石术等。梗阻性肾功能衰竭患者多一般条件差，选择原则是创伤小，不进一步加重肾功能损害，解除梗阻效果确切可靠，并发症少易于处理或对肾功能恢复影响小。

经皮肾造瘘引流优势：操作简单、创伤小、较为安全，适合在各级医院进行；可以在难以判断肾功能的情况下挽救更多的肾脏，能较为准确地判断患肾功能，为二期处理提供通道，有助于脓肾早期诊断和治疗等。急性梗阻性脓肾治疗的关键在于及早引流以降低肾盂内压，由于此类患者中毒症状重，全身情况差，采用急诊开放性手术解除梗阻或引流危险性大，并发症多，经皮穿刺肾造瘘引流更是首选方法，为进一步治疗创造条件。

输尿管镜手术治疗则可以同时处理双侧梗阻，损伤较小，成功率高，患者手术后恢复快，术中留置输尿管内支架管，发挥内支架引流和保护作用，较好地防止输尿管狭窄，促进肾功能恢复。尤其对于阴性结石、小结石，或嵌顿太久，患肾功能极差的大结石可考虑作为首选治疗方案。缺点是输尿管上端成功率低。

结石嵌入尿道形成急性梗阻时该如何处理？

当肾结石和输尿管结石直径较小，或结石虽然较大但由于形状呈长条形而易于自行排出时，泌尿科医生一般会让患者服用药物排石或自行大量饮水排石治疗。一般情况下，小的结石可经顺利通过人体尿道的正常腔道，随尿液排出体外。女性尿道短直，一般不易发生结石嵌顿。男性尿道有三个生理性狭窄，结石在排出过程中在生理狭窄处容易受阻，从而分别停留在前列腺部尿道、尿道球部和尿道舟状窝三个部位。除了三个生理性尿道狭窄外，常见的嵌顿原因还有前列腺增生、尿道炎性狭窄或尿道畸形等。当结石嵌顿在尿道的某个部位，可引起排尿疼痛、尿急、排尿次数频繁、尿线变细、排尿滴滴答答、排尿困难，甚至排尿不出或尿潴留。

当出现上述症状甚至排尿不出时，患者自己不要紧张，必须马上到医院泌尿科急诊处理。结合泌尿系结石病史，一般可得到初步诊断。尿道舟状窝和尿道球部结石通常可以用手触摸到。X线腹部平片或B超检查可明确结石嵌顿的部位、结石大小和数目、结石形态。用金属探条插入尿道时，在嵌顿部位有金属探条与结石的触碰感，或发出相互摩擦的声音。膀胱尿道镜检查是最详细的检查方法，可明确结石的梗阻部位及大小等，有无尿道狭窄、先天性后尿道瓣膜、尿道憩室、尿道异物、尿道肿瘤、前列腺增生等，还能进一步检查膀胱，明确有无膀胱结石、膀胱异物、膀胱小梁、膀胱憩室、膀胱肿瘤等。

根据结石嵌顿的具体位置，可采取不同方法处理。当结石在舟状窝时，可向尿道内注入足量的润滑剂，并混入少量麻醉药，用血管钳或镊子夹住结石，把结石拉出尿道外口，也可将结石用钳子夹碎后取出。如果尿道外口有狭窄，则需要在局部麻醉下切开尿道外口，才能取出结石，然后对尿道外口手术整形。当结石在尿道球部或前列腺尿道时，通常用金属探条把结石推回膀胱后再按膀胱结石处理。膀胱结石可经膀胱镜下用碎石器械（碎石钳机械碎石、液电碎石、激光碎石等）碎石后直接取出，或者碎石粉末以后随尿液自行排出。当合并有前列腺增生时必须进行前列腺增生切除（激光或电切除）手术，有尿道狭窄时进行冷刀切开手术。

妊娠期发作肾绞痛该怎么办？

因为妊娠期妇女的特殊性，当考虑妊娠合并肾绞痛发作时，具有放射线危害的检查均应尽量避免，如泌尿系平片、静脉尿路造影及CT等，特别是在胎儿致畸的高危期间（为2~8周），而B超因其非侵入性、无放射性、结果准确的特点，可作为妊娠期合并肾绞痛的主要影像学诊断手段。在妊娠合并肾绞痛的诊断明确后，肾绞痛的治疗也因充分考虑孕妇的特殊性，优先采用保守治疗手段，如症状较轻者可采用多饮水及补液利尿措施，而肾绞痛的解痉止痛处理应选用对母子影响较小的药物，如黄体酮、心痛定等。目前为止，杜冷丁等较常用的麻醉类止痛药未有引起胎儿发育异常的报道，故对于腰痛或腹痛较严重的孕妇，仍可酌情考虑应用此类止痛药。与此同时，因疼痛有可能诱发宫缩，导致流产等情况，所以对于孕妇特别是已发生宫缩的患者，应加用抑制宫缩的药物。只有在万不得已的情况下，如顽固性腰腹部剧痛、急性梗阻导致无尿影响肾脏功能、肾绞痛导致流产可能较大、保守治疗无效等，妊娠合并肾绞痛才考虑运用外科手术方式处理，手术应尽量选用创伤小、简单、快捷的方式，而手术前后及手术过程中亦应严密监测孕妇母子的情况，争取母子平安。

总而言之，对于妊娠期肾绞痛发作的患者，保守治疗应首先考虑，在保守无效的情况下，充分权衡利弊后，才考虑采用外科干预手段。

患者因食用含三聚氰胺的奶制品而获患的肾结石该如何处理？

因食用三聚氰胺而形成的结石区别于含钙的结石及其他结石，其是由完全经泌尿系统以原型排出的三聚氰胺堆积而成，呈细沙样，容易被尿液冲散排出。

儿童尤其是婴幼儿，因其主要食物是奶粉，若饮水量偏少，摄入的三聚氰胺不能及时被排出体外，就容易堆积形成结石。如果结石不是很大，婴幼儿也未出现相关症状，一般来说不需要特殊治疗。停止摄入问题奶粉，适当多喝点水，最长2~3周后结石会自行排出。一旦婴幼儿出现相应症状，则需住院并进行一定治疗。补液、碱化尿液，促进结石的排出；纠正水、电解质及酸碱平衡紊乱。治疗过程中需密切检测尿常规、血生化、肾功能及复查B超。若出现因结石引起的急性肾功能衰竭，首先应纠正高血钾等危及生命的情况，如应用碳酸氢钠及胰岛素，若条件具备尽早采取血液净化、腹膜透析等方法，必要时外科干预解除结石梗阻。若经保守治疗结石仍无排出，并且肾积水进一步加重，或者急性肾功能衰竭而无条件进行血液净化或腹膜透析时，可手术解除梗阻。可选择手术切开取石、经皮肾镜取石、膀胱镜下逆行输尿管插管引流、经皮肾造瘘引流等。因此类结石较为松散，而患者又以婴幼儿为主，体外震波碎石有较大的局限性，需慎重考虑。经过上述治疗后，只要结石排出，不再继续摄入问题奶粉，一般来说也不会再次形成肾结石。

患肾结石病情较轻的婴幼儿经过治疗后一般都能完全恢复。越早发现婴幼儿出现的结石症状，越早停用问题奶粉，通过多饮水等措施将结石排出，婴幼儿就越不会出现此类结石问题。对那些没及时发现结石而导致急性肾功能衰竭的患儿，若能及时治疗，肾功能也可得到恢复。

一般来说成人摄入三聚氰胺后不太会形成尿路结石。因为在食用三聚氰胺的同时，成人也会摄入足量的饮用水或含水食物，三聚氰胺就会迅速通过尿液排出体外，不太容易堆积形成结石。

对这些患有此类结石的患者需要密切的随访。一般建议结石治愈后3个月左右重新做一次全面检查，包括泌尿系B超、尿常规、肾功能、血钙、磷等，了解恢复情况。通过手术治愈的结石患儿应当每3个月去医院复诊，直至一年为止。若通过检查后未发现明显异常情况，同时未再摄入问题奶粉，此时就不再需要去复诊了。

避免婴幼儿患三聚氰胺结石最好的方法是母乳喂养，若不能母乳喂养，在选择配方奶时要注意食用安全。其他预防结石的措施包括多饮水、多食用纤维素含量高的食物；少吃富含草酸的食物，如土豆、菠菜等，口服维生素B_6等，可减少尿中草酸盐的排出；少吃糖，因为吃糖后尿中钙离子浓度、草酸及尿的酸度均会增加，也会增加结石形成的机会；宜低磷低钙饮食；食物中碳水化合物、蛋白质及脂肪的比例要适宜，还要多运动，长期不运动，可增加尿沉淀机会而形成结石；口渴时不要过饮啤酒及其他硬度过高的饮料，不要长时间待在空调房内以免身体丧失大量水分，要养成饮水习惯，主动多饮水。

什么样的治疗是泌尿系结石治疗的发展方向？

在过去的25年，随着体外冲击波碎石（ESWL），输尿管镜（URS），经皮肾镜取石术（PCNL）及腹腔镜的发展，和泌尿腔内碎石技术的不断成熟，接受开放性手术治疗的比例已经显著降低。目前只有大约5%的结石患者须行开放手术治疗。微创手术以其创伤小、并发症少、术后康复快、住院时间短等优势已成为泌尿外科发展的主要方向。近年来随着气压弹道、激光、超声等微创技术的不断进步，通过膀胱镜、输尿管镜、经皮肾镜等腔内技术结合最新的气压弹道、激光、超声碎石手段进行尿结石的微创治疗得到了突破性的发展。尤其是经皮肾镜取石技术（PCNL）的不断成熟，彻底改变了传统的治疗模式，使得几乎所有的泌尿系结石都可以通过微创腔内的手段得到治疗。

尿结石治疗后的复发率高，尽管现在已有包括微创在内的多种成熟的治疗结石的方法，临床上尚无理想的预防结石复发的方法。目前，有关泌尿系结石的绝大部分临床研究主要立足于研究结石本身，侧重于患者尿液成分、结石的成分及结石的各种治疗手段等，缺少对尿石形成的机理的研究。其实在实验条件下，未能考虑到在生物矿化过程中起重要调控作用的生物大分子的作用，并不能真正模拟体内复杂的生物环境。因而单纯从基础或临床角度都不能很好解释泌尿系结石形成的机制。现在生物矿化与泌尿系结石关系的研究已成为医学、化学、材料和生物等多学科之间相互交叉的前沿课题，利用先进的分子生物学技术加强结石的防治研究，对预防其治疗后的复发，制定出更为合理和有针对性的防治措施具有极为重要的现实意义。

预防调护篇

如何通过科学的饮水方法来预防结石？

水是生命之源，多饮水能大大降低泌尿系结石的发病率，预防泌尿系结石的发生。有学者指出，增加50%的尿量，可以使尿石的发病率下降86%，调查发现，在结石多发地区，每日尿量少于1.2L时，生长结石的危险性显著增加。

对于普通人，每天建议尽可能每日维持2000~3000ml的饮水量，而且要均匀地饮水。不能把饮水当成任务一样，两三次就喝完一天的量，这样不但效果不好，某些肾功能受损的患者还可能会出现"水中毒"（细胞内水含量过多引起细胞功能紊乱，同时引起体内电解质紊乱）。建议每次以250ml为宜，间隔时间起码半个小时。除平均分配日饮水量外，为了保持夜间尿量，有时还应在午夜饮1~2杯水。除睡前饮水外，夜间起床排尿后宜再饮水，维持尿色清淡。

在选水上，应少喝含矿物质较多的深井水、山泉水等"硬水"，因为矿物质摄入过多也被疑为肾结石产生的原因之一。而喜欢喝茶的人最好戒浓茶，因浓茶中含有不少促进结石形成的鞣酸、可可碱、咖啡因等。同样，喜欢喝咖啡的人也最好不要在睡前喝咖啡，因为其中的咖啡因也是结石的诱发物质。如果当地的水源含钙量较高的话，更应注意先经软化后再饮用，最好饮用磁化水。总的来说，所饮用的水应以草酸含量少的非奶制品液体为宜。应避免过多饮用葡萄汁、苹果汁和可口可乐，推荐多喝橙汁、酸果汁和柠檬水。

喝矿泉水还是自来水烧开后的饮用水？

烧开后的饮用水（白开水）、矿泉水这两种水源都可直接饮用且口感和颜色都无太大差异，它们都是未被污染的、不含有微生物、细菌及其他有害成分的水，都符合国家饮用水的标准。不过两者各自成分都不尽相同。自来水中含有人体不可缺少的钾、钙、钠、镁、硫酸盐、重碳酸盐和氯化物等常量元素；矿泉水中除了含有常量元素以外还含有符合规定的微量元素。

矿泉水是一种含一定量的有益于人体健康的矿物质、微量元素、或二氧化碳，未受污染的天然饮用水。有人担心饮用矿泉水会造成钙摄入过多，导致结石病。这种说法缺乏科学依据。钙是人体最丰富的元素之一，不仅是骨骼和牙齿所必需，对人体的生理过程都有举足轻重的作用。钙摄入不足的最直接后果是血钙降低，从而引起一系列的严重病理反应。但人体有一种保护性代偿的抗"缺钙"功能，即增加分泌甲状旁腺素，引起骨钙减少、血钙和软组织含钙量增加的反常现象。长期钙摄入不足引起的高水平血钙可以导致动脉硬化、高血压和结石。所以饮用含钙的矿泉水引发结石病是一个误区。

面对自来水烧开后水中的水垢，市民心里普遍不踏实，最不放心的就是很多人认为结石是由水垢引起的。研究表明，水垢的主要成分碳酸盐类进入到人体后部分会被分解；如果不能分解，将会随着粪便排出体外，不会对身体有特别影响，因此，水垢和结石没有直接关系，自来水中钙的含量在国家允许范围之内，是不足以导致结石病发生的，而结石病的发生和人体新陈代谢有着很大的关系，这就是为什么饮同样的水有的人更容易患结石的原因。现代医学证明，水质硬度高对人体没有危害，不会产生结石。如果长期饮用低硬度的水，反而会导致心血管疾病。

因此，合格的自来水是安全的饮用水，经过烧开后的自来水更是最佳饮品。只要是洁净、无杂质、安全的水就是最健康的水，建议首选喝白开水或无污染的天然矿泉水。白开水是最经济且安全的，能保证人体所需。有的人群可适当饮用一些特殊的水，心血管、冠心病等患者可适当喝些硬水，比如富含镁、钙等矿物质的水，对血管类疾病有预防作用。

到水质硬度高的地区生活工作时如何避免结石的发生？

多饮水使尿液得到稀释，钙离子和草酸根的浓度就会降低，形成不了草酸钙结石。研究表明，增加50%的尿量，可使肾结石发病率下降86%。

合理补钙，尤其饮食上补钙，肾结石患者往往"谈钙色变"，错误地认为肾结石的元凶是钙，其实不然，肾结石患者也需要补钙。目前医学界从两个不同的角度来解释，肾结石患者为什么要补钙。第一是补充钙能与胃肠道中蔬菜含有的草酸结合成不溶性的草酸钙，随粪便排出体外，减少了部分被肠胃吸收和经肾脏排出体外的草酸，从而减少了形成肾结石的几率。第二是日本学者提出的"酸碱平衡学说"。即血液呈酸性时，结石容易形成。呈碱性时，抑制结石形成。缺钙时血液偏酸性，合理补钙，血液偏碱，这样反而有利于抑制结石形成。

限量摄入糖类：美国科学家最新一项研究结果表明，高糖食品的摄入，可以使患肾结石的机会增加，因此，要注意少吃甜食。

少吃草酸盐含量高的食物：含草酸盐高的食物有番茄、菠菜、草莓、甜菜、巧克力等，过高的草酸盐摄入也是导致肾结石的主要原因之一。

睡前慎喝牛奶：睡眠不好的人，睡前喝杯牛奶有助于睡眠。但在睡眠后，尿量减少、浓缩，尿中各种有形物质增加。而饮牛奶后2~3小时，正是钙通过肾脏排泄的高峰。钙通过肾脏在短时间内骤然增多，容易形成结石。因此肾结石患者，睡前就不应喝含钙高的牛奶。

勿过量服用鱼肝油：鱼肝油富含维生素D，有促进肠道黏膜对钙磷吸收的功能，骤然增加尿液中钙磷的排泄，势必产生沉淀，容易形成结石。

多食黑木耳：黑木耳中富含多种矿物质和微量元素，能对各种结石产生强烈的化学反应，使结石剥脱、分化、溶解，排出体外。

如果不大放心也可以服用一些排石的药物来进行辅助性的治疗，现在中药治疗肾结石的效果还是比较好的，中药治疗肾结石讲究的是辨证施治，像内金溶石方等都比较不错，相信这样治疗肾结石很快就会好的。

如何避免药物过量引起的结石？

需要注意避免以下药物的过量摄入：

乙酰唑胺（治疗青光眼的常用药）：长期使用可致低血钾和酸中毒，尿中枸橼酸盐排出减少，导致磷酸钙结晶沉积而产生肾结石。

维生素D：过量的维生素D可能导致身体各部堆积钙质。维生素D的每日摄取量最好勿超过RDA所规定的400U。

维生素C：如果你容易形成草酸钙结石，应限制维生素C的用量。一天超过3~4g，可能增加草酸的产生，因而提高结石的几率。勿摄取高效力的维生素C补充物。

糖皮质激素：糖皮质激素有轻度抑制骨质，减少肾小管对钙、磷的再吸收而增加其排泄的作用。长期使用糖皮质激素可使尿钙、磷排出增加，引发肾钙化、肾结石。

磺胺类药物：长期服用磺胺类药物最易形成结晶的是磺胺嘧啶，也可引起肾脏结石。

阿司匹林：阿司匹林也有增加尿草酸的作用，长期服用可增加草酸类结石的发生概率。

预防泌尿系统结石有哪些必须注意的地方？

（1）多喝水：预防结石最重要的是多喝水，提高水分的摄取量，多饮水可稀释尿液，降低尿内晶体浓度，冲洗尿路，有利于预防结石形成及促使尿石排出，一般成人每日饮开水或磁化水2000ml以上，对预防结石有一定意义。切忌憋尿，多喝多尿有助于细菌、致癌物质和易成结石物质快速排出体外，减轻肾脏和膀胱受害的机会。

（2）控制钙的摄取量：结石中大部分是由钙或含钙物质所形成的。控制每天高钙食物的摄取量，包括牛奶、奶油及其他乳制品。胃药常含有高量的钙，若罹患钙结石，则服用胃药时应选择含钙量较少的品牌。

（3）少喝啤酒：啤酒的麦芽汁中含有钙、草酸、鸟核苷酸和嘌呤核苷酸等酸性物质，他们相互所用，可使人体内的尿酸增加，成为肾结石的重要诱因。

（4）肉类及动物内脏要少吃：肉类代谢产生尿酸，动物内脏是高嘌呤食物，分解代谢也会产生高血尿酸，而尿酸是形成结石的成分。因此，日常饮食应以素食为主，多食含纤维素丰富的食品，如米糠及蔬菜等。

（5）少吃盐：食盐每天的摄入量应小于5g。过咸饮食会加重肾脏的工作负担，而盐和钙在体内具有协同作用，并可以干扰预防和治疗肾结石药物的代谢过程。

（6）多吃蔬菜和水果：蔬菜和水果含维生素B_1及维生素C，它们在体内最后代谢产物是碱性的，尿酸在碱性尿内易于溶解，故有利于治疗和预防结石。

（7）少吃富含草酸盐的食物：据统计，90%以上的结石都含钙，而草酸钙结石者约占87.5%。如果食物中草酸盐摄入量过多，尿液中的草酸钙又处于过饱和状态，多余的草酸钙晶体就可能从尿中析出而形成结石。因此，应限量摄取富含草酸盐的食物，包括菠菜、豆类、草莓、香菜等蔬菜，也避免酒精、巧克力、咖啡因、茶等食物。

（8）吃富含维他命A的食物：维生素A是维持尿道内膜健康所必要的物质，有助于避免结石复发，这类食物包括：胡萝卜、绿花椰菜、洋香瓜、番瓜、牛肝等。

（9）睡前别喝牛奶：由于牛奶中含钙较多，而结石中大部分都含有钙盐。结石形成的最危险因素是钙在尿中浓度短时间突然增高。饮牛奶后2~3小时，正是钙通过肾脏排除的高峰，如此时正处于睡眠状态，尿液浓缩，钙通过肾脏较多，故易形成结石。

（10）减少蛋白质的摄入：高蛋白饮食容易使尿液里出现尿酸、钙及磷，可增加尿结石的发病率。因此节制食物中的蛋白质，特别是动物蛋白质，如肉类、鸡肉和鱼肉，对所有结石患者都是有益的。

（11）不宜多吃糖：服糖后尿中的钙离子浓度、草酸及尿的酸度均会增加，尿酸度增加，可使尿酸钙、草酸钙易于沉淀，促使结石形成。

（12）多吃西瓜：西瓜是天然的利尿剂。要经常吃，单独吃，不与其他食物并用。

（13）晚餐早吃：人的排钙高峰期常在进餐后4~5小时，若晚餐过晚，当排钙高峰期到来时，人已上床入睡，尿液便潴留在输尿管、膀胱、尿道等尿路中，不能及时排出体外，致使尿中钙不断增加，容易沉积下来形成小晶体，从而形成结石。

（14）多运动：运动帮助钙质流向其所属的骨头，否则容易使钙质沉积在血液中，不宜通过尿液排出，从而形成结石。平时要多活动，如散步、慢跑、做体操等。体力好的时候还可以原地跳跃，同样有利于预防泌尿系结石复发。

（15）补充营养素：①氧化镁或氯化镁，每天500mg。减少钙的吸收。研究发现每日服用镁，可减少90%的复发率。因为镁和钙一样，皆可与草酸结合。但与草酸钙不同的是，草酸镁较不会形成疼痛的结石。②维生素B_6 10mg，每天2次。与镁并用时，维生素B_6能减少尿液中的草酸盐，这是肾结石中常见的矿物盐。③蛋白质分解酵素，用量依照产品指示，两餐之间使用。帮助消化正常。④维生素A乳剂或胶囊，治疗受结石损坏的尿道衬膜。

（16）避免L–胱胺酸的摄入：这种氨基酸的堆积可在肾内结晶，产生大型的结石，堵塞肾脏的内部。

（17）勿过量服用鱼肝油：鱼肝油富含维生素D，有促进肠膜对钙磷吸收的功能，骤然增加尿液中钙磷的排泄，势必产生沉淀，容易形成结石。

（18）多食黑木耳：黑木耳中富含多种矿物质和微量元素，能对各种结石产生强烈的化学反应，使结石剥脱、分化、溶解，排出体外。

有哪些传统膳方可以预防结石形成？

谷类、蔬菜、食物纤维的消费量与泌尿系结石的发病率成反比。有学者提出在工业发达国家，动物蛋白和食糖摄入过多，而蔬菜和食物纤维摄入过少，是泌尿系结石发病率高的一个重要原因。素食者的尿钙一般较低。用米糠、麦麸（高纤维）治疗高钙尿有效，特别是吸收性高钙尿，可使尿钙明显下降，起到预防含钙性结石复发的作用。另一方面，素食可使尿中草酸盐增高，特别是菠菜草酸盐含量高，在搭配饮食时应予注意。食物纤维素的摄入与泌尿系结石的发病率呈负相关，其摄入可抑制泌尿系结石的发生。其作用机制是：①结合肠管中的钙；②减少肠管的排空时间，改变肠道的吸收环境；③改变肠道对激素的反应性；④多纤维食物热量含量低。这些作用的综合结果可减少尿草酸、钙和尿酸的排泄，增加尿中结石抑制物的含量，抑制了结石形成。所以食用食物纤维素是有益的，但要注意避免食用含草酸高的食物纤维。水果、蔬菜和菌藻类食物中含纤维较多，应鼓励患者食用，但有的蔬菜和水果中草酸含量较高，应注意避免食用。大多数水果、各种果汁和蔬菜为碱性食品，可以降低尿液酸度，最有利于草酸钙、尿酸结石患者。

多运动能减少结石的发生吗？

泌尿系结石的形成原因有环境、遗传、营养、代谢、泌尿系的梗阻、感染、异物等。流行病学因素：结石好发于20~50岁，地区（石灰岩等区域），饮食习惯（喜食辛辣、嗜酒、喜食草酸类、胆固醇高、高脂肪、高热量、高钙类食物），不良嗜好（饮水少、长时间静坐、经常憋尿）以及种族、遗传等。高温环境及活动减少等亦为影响因素。多运动，多饮水，改变不良生活习惯，使尿液稀释，能减少尿中晶体形成，可以减少结石的发生，可以促进结石的排出，如肾盏小结晶，缺乏运动的话结石很可能在肾内慢慢长大，而多运动的话这些结晶可以通过尿路排出，所以多运动不仅可以减少结石的发生，还可以促进结石的排出。

结石患者在治愈后如何预防结石的复发？

尿路结石临床治疗后的随访：尿路结石临床治疗的目的是最大限度地去除结石、控制尿路感染和保护肾功能。因此，无石率、远期并发症的发生情况和肾功能的恢复情况是临床随访复查的主要项目。

（1）无石率：定期（1周、1个月、3个月、半年）复查X线片、B超或者CT扫描，并与术前对比，可以确认各种治疗方法的无石率。尿路结石临床治疗后总的无石率以PCNL最高，开放性手术次之，联合治疗再次，而ESWL最低。

（2）远期并发症：不同的治疗方法可能出现的并发症种类不一样，其中，PCNL的远期并发症主要是肾功能丧失、肾周积液、复发性尿路感染、集合系统狭窄、输尿管狭窄和结石复发等；联合治疗的远期并发症主要是肾功能丧失、复发性尿路感染、残石生长和结石复发等；单纯ESWL的远期并发症包括肾功能丧失和结石复发等；开放性手术的远期并发症有漏尿、输尿管梗阻、肾萎缩、结石复发和反复发作的尿路感染等。术后注意定期复查有利于尽早发现并发症的存在。

（3）肾功能：术后3个月至半年复查排泄性尿路造影，以了解肾功能的恢复情况。

尿路结石预防性治疗后的随访：尿路结石患者大致可以分为不复杂的和相对复杂的两类。第一类包括初发结石而结石已排出的患者以及轻度的复发性结石患者，第二类包括病情复杂、结石频繁复发、经治疗后肾脏仍有残留结石、或者有明显的诱发结石复发的危险因素存在的患者。其中，第一类患者不需要随访，第二类患者应该进行随访。随访的内容主要是进行结石活动的代谢性监测。

测定钙的目的主要是鉴别甲状旁腺功能亢进症和其他与高钙血症有关的疾病。如果钙的浓度 ≥ 2.6 mmol/L，通过反复进行血钙测定及检查甲状旁腺激素以后，可以诊断出甲状旁腺功能亢进症。推荐 2 次重复收集 24h 尿液标本做检查的做法，这样可以提高尿液成分异常诊断的准确性。此外，其他诸如收集 12h、16h、17h，甚至早上某一时点的尿液标本作分析的做法也能达到满意的诊断目的。空腹晨尿（或早上某一时点的尿标本）pH 值 >5.8 时，则应怀疑伴有完全性或不完全性肾小管性酸中毒。同样，空腹晨尿或早上某一时点尿标本可以作细菌学检查和胱氨酸测定。测定血清钾浓度的目的主要是为诊断肾小管性酸中毒提供更多的依据。

结石成分分析在预防结石发生中的作用如何？

尿路结石主要由晶体组成，临床上，可按照结石的晶体成分对结石进行命名。如草酸钙结石、尿酸钙结石等。一般，我们可以通过化学定性分析、元素分析或物相分析等各种方式对排出体外的尿路结石进行成分检测。

不同晶体成分的尿路结石，其形成的环境也大不相同。在正常生理尿 pH 环境中，草酸盐结石较为常见，当尿液偏酸性时，尿酸盐与胱氨酸结石较为多见，而当尿液 pH 偏碱性时，则更容易发现磷酸盐与碳酸盐结石。

尿路结石的成分不仅仅与尿液酸碱度有关，不同成分的尿路结石更与生成部位有关。例如上尿路结石中以草酸钙与磷酸钙结石多见，而下尿路结石中则以尿酸盐或磷酸盐结石多见。

除此之外，含钙结石常提示可能存在甲状旁腺功能亢进症、远端肾小管酸中毒、髓质海绵肾等原发问题，而磷酸铵镁和碳酸钙混合结石则常与先天性尿路解剖异常、异物梗阻等继发的泌尿系感染有关，属于感染性结石的范畴。另外临床上常见的尿酸结石更是与高尿酸尿、高嘌呤饮食、痛风等有直接关系。

正所谓"对症下药"，如果我们能够获得尿路结石的成分信息，那我们便可以更有针对性的对尿路结石进行预防和治疗。

例如：草酸钙结石的患者需忌食菠菜、茶、以及各类干果食品，尿酸结石的患者需忌食动物内脏以及肉类、鱼类，并可以通过碱化尿液的方式预防尿酸结石复发。而对于感染性的结石，控制尿路感染则是首要问题。因此，掌握了尿路结石成分的相关信息，对于预防结石的复发具有重要的指导意义。

结石成分的分析不仅对预防结石复发有着重要作用，还能指导临床选择最合适的治疗结石方案。含钙结石溶石治疗成功率较低，因此在治疗方案上比较倾向于各种腔内微创手术或体外冲击波碎石术；而感染结石在使用腔内微创手术治疗的同时更需要运用抗感染手段与之配合；胱氨酸结石因其硬度大、易反复发作的特点，应尽量避免采用体外冲击波碎石；而尿酸结石因其成石特点，则可以优先考虑溶石治疗。

所以，对已经获得的已排出结石成分进行分析，掌握结石成分的信息，我们才能在后续的治疗及预防复发过程中做到真正的"有的放矢"。

控制泌尿系感染能预防泌尿系结石吗？

尿路感染是发生尿路结石的重要原因，尿路结石导致尿路梗阻后又容易合并尿路感染，结石、梗阻和感染三者互为因果，极易形成恶性循环。持续性尿路感染或复杂性尿路感染引起的结石称为感染性结石，磷酸铵镁和碳酸磷灰石为感染性结石的主要成分。感染性结石占尿路结石的

10%~20%。感染性尿路结石形成的原因有以下几个方面。

首先，导致尿路感染的一些病原微生物可产生尿素酶，分解尿素产生氨和二氧化碳，使尿液的pH值升高，尿液呈碱性。尿中的铵与镁和磷酸根结合成磷酸铵镁，在碱性尿液中呈高过饱和状态，容易析出而发生沉淀。同时在碱性条件下，尿中的钙和磷酸根相化合形成磷灰石而析出，与尿素产生的二氧化碳结合形成碳酸磷灰石。能产生尿素酶的病原微生物有各型变形杆菌、某些肺炎杆菌、铜绿假单胞菌、沙雷菌属、肠产气菌、葡萄球菌、普罗菲登斯菌、尿素支原体等，其中最常见的是奇异变形杆菌。

其次，尿路感染后尿液中产生的有机物打破了尿液中固有的晶体和胶体之间的平衡，不稳定的胶体聚集后可形成结石的核心。尿路感染后有时尿路上皮会出现出血、坏死现象，尿液中会停留大量上皮坏死组织、血块或脓块，这些异物都可成为形成结石的核心。

因此，有效控制感染对预防尿路结石有重要地位。成功控制泌尿系感染的关键是选取对尿路致病菌高度敏感的抗生素。在开始药物治疗前，留取清洁中段尿经过数天的普通细菌培养，确定尿路感染是由哪种病原菌引起的，还可通过多种不同的药物敏感试验来筛选出对致病菌最敏感的药物。药物治疗的基本要求是使尿液达到无菌状态，这必须依靠尿液中有足够高的药物浓度，而不是血液中药物浓度，而且尿液中的药物浓度要比血液中的浓度高数百倍。一般来说，临床上选择尿路感染的药物必须遵循的原则是：细菌敏感、肾脏排泄为主、全身副作用少、无肾毒性或肾毒性小。

药物抗菌治疗的持续时间不能单单依据尿路感染症状的缓解，最终是由尿液的常规化验和细菌培养结果来决定的。抗菌治疗应持续维持到患者的感染症状消失，同时尿液常规化验感染性白细胞转为阴性，最好是尿液细菌培养转阴后的两周时间。由于在药物治疗的过程中，容易产生耐药菌株，给彻底治疗带来困难，常常联合两种或两种敏感药物以确保疗效。

肾功能不全的患者在结石治愈后如何应对？

有些结石患者合并有肾功能不全，在结石治愈后如何应对，这要看引起肾功能不全的具体原因。①结石梗阻引起的急性肾功能不全。如果肾功能不全是由于结石突然梗阻引起的急性肾功能不全，解除梗阻后肾功能则可能短期内恢复到正常。②单侧结石梗阻引起的患侧慢性肾功能不全。如果梗阻时间较长，患侧肾盂肾盏的扩张会引起肾实质组织受压，最终会因缺氧而萎缩，即使梗阻解除，肾积水也不能完全恢复，患侧肾功能可能不能完全恢复如初。由于对侧肾功能尚好，人体的总肾功能指标（一般抽血化验得到的肾功能指标）通常在正常范围。③双侧梗阻引起的慢性肾功能不全。结石梗阻解除前人体的总肾功能指标已经出现不同程度的肾功能不全，从轻到重依次为肾功能代偿期、肾功能失代偿期（氮质血症期）、肾功能衰竭期，甚至肾功能终末期（尿毒症期）。解除梗阻后人体的总肾功能指标有不同程度的好转，但极有可能不能恢复正常。④尿路梗阻合并各类进展性肾病（如慢性肾小球肾炎、遗传性多囊肾、糖尿病肾病等）引起的肾功能不全。结石梗阻解除后肾功能的恢复程度与肾脏本身疾病的进展程度有关。

对急性梗阻引起的急性肾功能不全，结石治愈后肾功能可得到良好的恢复。但在急诊解除结石梗阻后会出现一段时间的多尿期，导致人体内水和电解质的紊乱，比如脱水、低钾和低钠，也可能会出现代谢性酸中毒，严重时甚至可能危及生命，因此手术后必须连续监测每日的尿量和血液中电解质浓度变化，同时接受输液治疗，确保人体内水和电解质平衡。肾功能和水电解质恢复正常后，预防结石的复发可采取常规方法，每日保证饮用足够量的水，保持每日尿量3000ml以上，至少在每日2000ml。多食富含纤维素的粗粮，食用含有自然纤维的谷类。限制富含草酸的食物，限制含嘌呤食物并避免暴食，限制钠盐的食入。不必严格限制牛奶制品，建议每日不超过3杯牛奶。

对于单侧梗阻引起的患侧慢性肾功能不全，结石治愈后患侧肾功能可能有部分恢复，但肾积水可能长期存在。除了采取一般措施预防结石复发，还必须定期B超检查动态观察患侧肾积水的变化，另外还要通过定期的尿液常规化验及时发现和治疗尿路感染。

对于双侧梗阻引起的慢性肾功能不全以及合并各类进展性肾病的慢性肾功能不全，结石治愈后仍有肾功能不全时，应该根据肾功能不全的不同分期向肾脏内科专业医师寻求治疗。解除结石梗阻后，积极治疗其他引起肾功能不全的病因，包括各类进展性肾病。纠正人体内的水、电解质和酸碱代谢紊乱。不必限制饮水量，当出现严重失水时要静脉补充水分，当出现水肿时必须及时用药物利尿排水。一般不必限盐饮食，当低血钠时要静脉补充钠，当高血钠时必须限盐或无盐饮食。积极减少氮质血症，优质低蛋白饮食，每日食入少量禽蛋、牛奶，辅以肉类和鱼类。为促进氮质产物的排出，利尿以静脉注射速尿为主，必要可进行血液透析或腹膜透析治疗。积极防治尿路感染在解除梗阻后是一直要注意的要点，对防止肾功能进一步恶化和结石复发都有重要价值。最后一点，如果肾功能已经到了尿毒症期，需要定期血液透析或肾脏移植治疗。

如何预防含钙结石？

含钙结石是泌尿系结石中最常见的结石类型，约占全部泌尿系结石的80%，大部分为草酸钙结石和碳酸钙结石。饮食中经尿道排泄的钙盐不到10%，限制饮食中钙盐的摄入可减少尿钙排泄，尤其对于高钙尿患者更为明显。因此过去认为，限制钙盐的摄入可作为预防含钙结石复发的主要措施。但限制钙盐饮食对结石复发率的影响目前尚无定论，甚至有研究发现高钙饮食与结石患病风险降低明显相关。严格的钙盐摄入的限制会导致钙盐代谢负平衡，造成骨钙丢失，尤其在老年女性，将导致骨质疏松症。尿液中40%的草酸来源于肝脏代谢，40%由维生素C转变而来，仅10%来源于食物。对于复发性草酸钙结石患者，要限制草酸的摄入，并避免摄入过多维生素C。富含草酸的食物主要有菠菜、甜菜、巧克力、坚果和茶叶。高蛋白饮食可增加尿钙、草酸盐、尿酸盐排泄，从而增加结石发病的风险，因此饮食中要减少动物蛋白的摄入。尿钙与尿钠的排泄密切相关，尿钠增多将导致高尿钙症，对于复发性含钙结石患者，要防止摄入过多钠盐以预防结石复发。纤维素可与小肠内钙结合，降低钙盐的吸收，同时可减少食物在小肠的转运时间。麦麸中纤维素的含量高达31%，研究表明麦麸可降低结石的复发率。枸橼酸是含钙结石的一种抑制剂，研究表明超过一半的含钙结石患者尿中枸橼酸的分泌量明显低于正常。对于特发性低枸橼酸含钙结石的患者，可使用枸橼酸钾每日9g，分3~4次服用。

某些代谢疾病也与含钙结石的产生有关，如原发性甲状旁腺功能亢进症和I型肾小管性酸中毒。原发性甲旁亢可以起血钙显著升高，80%~90%可找到甲状旁腺腺瘤或腺癌，一旦诊断明确，应予以手术切除。I型肾小管性酸中毒可有碱性尿、高尿钙、高磷酸盐、低枸橼酸尿，形成的结石成分通常为磷酸钙结石，宜服用枸橼酸钾以纠正酸中毒和降低尿钙。如果在碱剂治疗中仍有持续的高钙尿，建议加用噻嗪类利尿剂降低尿钙。

如何预防尿酸结石？

尿酸结石占尿路结石的5%~10%，存在形式包括纯尿酸、二水尿酸、尿酸铵以及尿酸钠。成石的危险因素为尿量减少、高尿酸血（尿）症及持续性酸性尿。尿量少可影响成石的饱和度，造成尿液浓缩，激发成石作用的活性；动物蛋白、内脏等摄入过多，可增加尿酸含量，使得尿液pH值降低，导致尿酸结石形成。因此，预防尿酸结石关键在于使尿液尿酸浓度降低至饱和浓度以下。主要的措施包括：增加尿量、碱化尿液和降低尿液中的尿酸含量。

（1）饮食疗法：建议患者增加每日饮水量达到2~3L以上，以保证每日尿量达到1.5~2L。调节饮食习惯，限制富含嘌呤的食物摄入量，主要为动物蛋白，鱼肉、家禽和牛羊肉。另外，高动物蛋白的摄入增加了机体的酸负荷，导致尿pH下降，有利于尿酸沉淀，并导致了枸橼酸盐（抑制物质）排泄的减少。

（2）碱化尿液：尿液pH值在6.0以下时，宜服用碱性药物，使尿pH值在6.0~6.5之间，但不要将尿pH值升高到7.0以上，这样会增加磷酸钙结石形成的危险。最常用的药物是枸橼酸钾和碳酸氢钠。碳酸氢钠俗称小苏打，常用剂量为每日3次，每次0.5~1.0g。枸橼酸钾的常用剂量为每日9g，分3~4次服用。饮用橙汁也是一种值得推荐的方法。有研究证明，每天饮用1200ml橙汁，相当于服用60mmol的枸橼酸钾，能使尿pH值从5.7增加至6.5。同时使尿中枸橼酸含量增加1倍左右。对尿酸结石和含钙结石均有防治作用。治疗开始后，应每天检查尿pH值2~3次，并根据记录调整药物剂量，使尿pH值维持在理想水平。

（3）减少尿酸生成：如果患者有高尿酸血症或尿液中尿酸排泄量超过1200mg/d，建议服用别嘌呤醇治疗，常用剂量为300~600mg/d。已有研究证明，别嘌呤醇对高尿酸血症和高尿酸尿症患者有预防尿酸结石形成的作用。但对于单纯轻度血尿酸增高无痛风症状的患者，一般不提倡预防性服用别嘌呤醇，仅进行一般性预防即可。在使用别嘌呤醇治疗时，一定要注意保持足够的尿量，否则可导致黄嘌呤性肾病和黄嘌呤结石形成。

如何预防感染性结石？

感染性结石又称鸟粪石，是由能产生尿素分解酶的微生物感染所引发的结石，主要由磷酸铵镁和碳酸磷灰石组成，约占尿路结石的15%，在复杂性肾结石中比例更高。产生感染性结石的微生物包括各型变形杆菌、某些肺炎杆菌、铜绿假单胞菌、沙雷菌、肠产气菌、葡萄球菌、普罗菲登斯菌以及尿素支原体等可以将尿素分解为氨和二氧化碳，大大提高了尿的

pH。氨和尿中的镁及磷酸根结合形成磷酸铵镁，过饱和后析出形成磷酸铵镁结石。在碱性环境中，羟磷灰石和二氧化碳结合形成碳酸磷灰石结石。预防感染性结石的措施主要包括：抗菌治疗、使用脲酶抑制剂以及饮水疗法。

（1）抗生素治疗：抗生素能够杀灭尿液中的病原微生物，降低尿液pH值，降低尿液中感染性结石成分的饱和度。研究表明鸟粪石在无菌的尿液中可完全或部分溶解。导致感染性结石的细菌多为奇异变形杆菌，临床上常用青霉素和氨苄青霉素，其可有效控制90%的各种变形杆菌。标准的口服氨苄青霉素方案可将细菌脲酶的产量减少99%，从而延缓结石生长并抑制结石再发。常用剂量为青霉素500mg，每6小时口服，氨苄西林250mg，每6小时口服1次。

（2）脲酶抑制剂：尿素分解后产氨是感染性结石形成的主要原因。抑制脲酶活性能阻止结石生长或防止新结石形成。乙酰氧肟酸（AHA）化学结构与脲酶相似，是脲酶的不可逆抑制剂。AHA的首剂量为250mg，每天2次，连用3~4周。若患者能耐受，可将剂量增加至250mg，每天3次。其他的脲酶抑制剂如羟基脲、丙酸菌素氧肟酸、烟酰氧肟酸和氟法胺等也有较好的疗效。

（3）饮食疗法：对于感染性结石患者，饮食上要减少钙（<700mg/d）、磷（<1500mg/d）的摄入；其次要酸化尿液，可使用氯化铵3~9g/d，分3次口服。氢氧化铝或碳酸铝凝胶能够与小肠内磷离子结合形成不溶的磷酸铝，从而降低尿液中磷的排泄量。

遗传疾病患者如何预防泌尿系统结石？

针对遗传疾病患者的泌尿系统结石，目前没有特别好的方法来预防，只能做到下述几点来应对。

一般性结石预防方法：如果怀疑有结石，应该注意观察每次排尿的情况，看有无结石排出；大量饮水来增加有效尿量，降低尿液中有形物质的沉淀，减少患结石可能性；夜间睡眠前或者起夜后增加饮水，保证睡眠时肾脏有效尿量产生；限制含钙、草酸丰富食物的摄入，避免高蛋白、高糖和高油脂类食物的过多进食；尿酸结石患者不吃动物内脏；有泌尿系统感染发生时，根据中段尿培养结果和药物敏感试验结果选用抗生素对因治疗；口服枸橼酸钾、碳酸氢钠等药物碱化尿液，对胱氨酸及尿酸结石的治疗有一定意义；经常检查尿液中的pH值，通过饮水和药物调节维持在7~7.5水平。

特殊性结石的预防方法：草酸盐结石患者可以口服维生素 B_6 或氯化镁以减少尿中草酸含量或增加尿液草酸溶解度；感染结石、尿酸结石或胱氨酸结石的主要预防方法为调节和控制尿液的pH值；别嘌呤醇对含钙结石有抑制作用；经常检查甲状腺和甲状旁腺素水平。

如何预防小儿肾结石？

如果家长们发现自己的宝宝老是哭闹，小便的颜色浑浊，这时候需要警惕小儿肾结石的存在。相关的研究表明，小儿肾结石的发生主要与三个因素相关：生理解剖结构因素、机体代谢因素和饮食结构因素。其中饮食结构的调整是小儿肾结石预防的主要手段之一。

小孩子由于处在生长发育阶段，需要的营养物质很多，但是有些食物的营养成分虽然对小儿生长发育有着重要作用，但是过度的摄入会导致小儿肾结石的发生，需控制摄入量，特别是菠菜、土豆、动物内脏、豆类、海鲜等，这些食物中的草酸钙、嘌呤的成分多，容易引起结石。高蛋白、高热量、高脂肪的食物也容易促进尿路结石的发生。同时维生素的补充和钙片的补充也要适量，否则也会引起结石的发生。因此，只要平时注意纠正孩子挑食、偏食的习惯，多饮水，多活动，一般都可以预防结石的发生。

除了饮食结构上的合理，家长们还要注意每天小孩子的饮水量。适当的饮水能防止高浓度的矿物质盐类积聚，形成结石。但是一次性喝水过多，或等小孩口渴了再给水喝，都是不科学、不可取的。喝水量要依据天气的变化和小孩子的尿量、尿色来判断，如果小孩子一天能排尿7~8次，尿量多并且尿色透明呈现淡黄色，说明饮水充分。

除了饮食及饮水的因素外，生理解剖结构与代谢因素也是小儿肾结石发生的两个重要方面。有些孩子，由于先天发育的原因，泌尿系统存在着狭窄、畸形，或者体内钙、磷的代谢出现异常，就比正常人更容易长结石。因此对这类小孩子肾结石的防治，及时的纠正其病因是关键。

当然，如果小孩子已经患上了肾结石，那也不必太过紧张，因为大多数小儿肾结石都可以保守治疗，通过调整膳食结构、增加饮水以及改善尿液酸碱度，加上相应的临床治疗都能促使结石顺利排出。

如何预防小儿膀胱结石？

小儿结石最主要的原因是营养不良，尽管由于生活水平的提高，在相对发达的地区，小儿膀胱结石的发病率已经很低，但小儿膀胱结石的预防工作仍然十分重要。我们应该从以下几个方面入手，防止小儿膀胱结石的发生。

（1）解除存在的下尿路梗阻因素：尿道狭窄、尿道瓣膜病等所致下尿路梗阻，继而合并尿路感染是小儿泌尿系结石形成的一个重要因素，通过手术解除尿路梗阻，控制尿路感染，可减少并预防膀胱结石的生长和复发。

（2）调节机体代谢：虽然代谢障碍导致膀胱结石所占比例较少，但是如果早期发现代谢紊乱的情况并给予适时的治疗，有利于膀胱结石的预防。对于高钙尿症，要明确高尿钙的病因，对吸收性高尿钙患儿可使用噻嗪类利尿药物；对肾小管酸中毒的钙结石患儿可使用枸橼酸钾；对高尿酸尿的膀胱结石患儿，应该限制动物蛋白摄入，也可服用枸橼酸钾，碱化尿液可防止尿酸结石的形成；甲状旁腺功能亢进症可通过手术切除甲状旁腺的方法进行治疗。通过调节机体代谢状态，可达到减少或防止结石形成、复发的效果。

（3）鼓励孩子多饮水：多饮水，稀释尿液，减少尿液结晶沉淀。一般认为，小儿尿量每日达2000ml以上可有效防止膀胱结石形成与复发。饮水以草酸含量少的非奶制品液体为宜。应避免过多饮用葡萄汁、苹果汁和可口可乐，推荐多喝橙汁、酸果汁和柠檬水。

（4）饮食上的注意事项：草酸钙结石，应少吃高草酸食物，如菠菜、苹果、番茄、土豆、可可、巧克力、杏仁、花生等，高尿酸血症和高尿酸尿症患者应避免吃含高嘌呤的食物，如动物内脏、家禽皮、沙丁鱼、凤尾鱼等；胱氨酸结石宜吃高纤维素食物，少吃高动物蛋白。

老年人如何预防泌尿系统结石？

老年人易得泌尿系统结石，所以一定要做好预防泌尿系统结石的工作，注意以下几个方面：①适量补充富含维生素A及B族的食物，有利于提高泌尿系黏膜的抗病能力；②彻底治疗引起结石的疾病，如根治泌尿系统的感染、解除泌尿系的梗阻，例如膀胱炎、前列腺肥大、膀胱痉挛等；甲状旁腺功能亢进症，肾脏疾病患者容易伴发结石，要积极治疗；③水质较差的水，需净化或煮沸后才能饮用，煮沸水可以降低水中矿物质的含量，磁化水有利于防止草酸钙结石；④在心脏功能好的情况下，增加饮水量使尿液稀释不浓缩，尿盐沉积的机会便减少；每天喝8~10杯（每杯250ml）水，可以增加尿量，保持尿量在2000~3000ml，有利于减少尿盐析出沉淀，促进小结石的排出；老年人要适当增加排尿次数，每次排尿要尽量排空，不使尿液在膀胱潴留以减少感染的机会；⑤多吃糖容易形成尿酸钙，草酸钙结石，应加以避免；⑥调节饮食，应根据结石成分适当调节饮食，尿路结石中以草酸钙结石最为多见，宜采用低钙低草酸饮食，少喝牛奶、少吃豆制品、菠菜、鱼虾、贝壳类等食物；尿酸结石宜采用低嘌呤饮食，少吃动物内脏、海鲜、肉类、花生、啤酒等，多吃蔬菜，水果碱化尿液；⑦过多补钙，容易增加泌尿系结石的风险，尤其不要在睡前饮用牛奶，因为，在睡眠状态下，尿液浓缩容易形成结石；⑧溶石治疗期间适当运动，如跑步、跳绳、跳跃等，可促使结石移动排出。

体外冲击波碎石治疗后怎样护理？

体外冲击波碎石须在X线或B超定位下，将冲击波聚焦作用于结石使之粉碎，然后粉碎的结石随尿液排出，最适用于<2cm的结石。行体外冲击波碎石治疗后护理如下：

大量饮水。体外冲击波碎石后，若患者无不适反应，如头晕、恶心、呕吐等，即可开始饮水。鼓励患者多饮水，至少2000~3000ml，以增加尿液，稀释尿液，可以减少尿液中晶体沉积，有利于结石的排出，每天保持尿量在2000ml以上，需要注意的是在睡前和半夜也要多饮水。

饮食指导。体外冲击波碎石若无不适主诉即可开放饮食，根据结石的成分调节饮食。含钙结石者，一般以草酸含量少的非奶制品液体为宜，应避免过多饮用咖啡因、红茶、葡萄汁、苹果汁和可口可乐。推荐多喝橙汁、酸果蔓汁和柠檬水。维持饮食营养的平衡，避免某一种营养成分的过度摄入。限制饮食中草酸的摄入，草酸钙结石患者尤其是高草酸尿症的患者应该避免摄入诸如甘蓝、杏仁、花生、甜菜、欧芹、菠菜、红茶和可可粉等富含草酸的食物。其中，菠菜中草酸的含量是最高的，草酸钙结石患者更应该注意忌食。要限制钠盐的摄入；限制蛋白质的过量摄入，每天的动物蛋白质的摄入量应该限制在150g以内，对于复发性结石患者每天的蛋白质摄入量不超过80g；限制维生素C的摄入；限制高嘌呤饮食，伴高尿酸尿症的草酸钙结石患者应避免高嘌呤饮食，推荐每天食物中嘌呤的摄入量少于500mg，富含嘌呤的食物有：动物的内脏（肝脏及肾脏）、家禽皮、带皮的鲱鱼、沙丁鱼、凤尾鱼等；增加水果和蔬菜的摄入；增加粗粮和纤维素饮食。推荐吸收性高钙尿症患者摄入低钙饮食，不推荐其他患者摄入限钙饮食，成人每天钙的摄入量应为800~1000mg（20~25mmol）。摄入正常钙质含量的饮食、限制动物蛋白和钠盐的摄入比传统的低钙饮食具有更好的预防结石复发的作用。尿酸结石者不宜服用含嘌呤高的食物，如动物内脏等。感染性结石者推荐低钙、低磷饮食。胱氨酸结石者宜多摄入以蔬菜及谷物为主的低蛋白饮食，避免过多食用富含蛋氨酸的食物（大豆、小麦、鱼、肉、豆类和蘑菇等），限制钠盐的摄入，推荐钠盐的摄入量限制在2g/天以下。

体位指导。体外冲击波碎石后患者无全身反应以及明显疼痛的，适当活动，变换体位，可增加输尿管的蠕动、促进碎石的排出。结石位于肾下盏可采用头低位，并叩击背部加速排石。

病情观察。严密观察和记录碎石后排尿和排石情况，尿液颜色和量及患侧肾功能情况。尿液颜色为淡红色一般不用处理，注意多饮水，一般可自行消失，若颜色逐渐加深，则马上就诊予以处理。可用纱布过滤尿液，收集结石碎渣，并可做检验分析，碎石2周后摄片观察结石排出情况及有无残留结石。如需再次体外冲击波碎石，间隔时间以10~14天为宜。体外冲击波碎石治疗次数不超过3~5次（具体情况依据所使用的碎石机而定）。若结石较大，行体外冲击波碎石后大量碎石在输尿管内堆积形成石街，应来院及时处理。如果石街形成3周后不及时处理，肾功能恢复将会受到影响；如果石街完全堵塞输尿管，6周后肾功能将会完全丧失。

药物治疗与预防。除鼓励患者多饮水外，还可以给予血压平稳者适当利尿剂，以求增加尿量达到冲洗尿路的目的。

根据结石的成分采用药物降低有害成分，碱化或酸化尿液，预防结石的发生。维生素 B_6 有助于减少尿液中草酸的含量，氧化镁可增加尿液中草酸的溶解度；枸橼酸钾、碳酸氢钠等可使尿液的pH保持在6.5~7以上，对尿酸和胱氨酸结石有预防作用；口服别嘌醇可减少尿酸的形成，对含钙结石有抑制作用；口服氯化铵可使尿液酸化，有利于防止感染性结石的生长。

接受尿路结石腔内手术后围手术期内如何护理？

腔内手术是目前泌尿系统结石手术治疗的主要手段，不同的腔内手术围手术期的护理略有不同，但主要方面是相差不多的，主要包括以下方面。

生命体征的观察：某些患者尤其是老年患者大多有心血管疾病，加上麻醉反应及手术创伤的刺激容易诱发心脑并发症，应当密切观察生命体征及意识状况。

体位：术后患者通常采用平卧的体位。下尿路腔内结石手术或单纯的逆行输尿管镜结石手术患者可在麻醉作用消失，肢体能自由活动后下床，但要按照循序渐进的方式进行，先在床上活动确认肢体肌肉力量恢复，再慢慢在床边活动。经皮肾镜手术后一般平卧1~2天后予以半卧位，可以在床上稍作活动，避免幅度及力度过大，然后再下床活动。活动时避免牵拉身上的引流管及导尿管。

饮食：手术后6小时无恶心呕吐等不适，即可进流质饮食，尽量多饮水（不能喝碳酸饮料），1~2天后胃肠蠕动恢复正常，无不适主诉可恢复正常饮食。

导尿管、引流管的护理：泌尿系统结石腔内手术后通常需要留置导尿管。导尿管妥善固定，长短适宜，方便患者在床上活动，位置必须低于尿道。留置尿管期间每天1~2次的会阴护理，导尿管连接精密集尿袋，避免每天拔出接管更换尿袋而引起的逆行感染。适当多饮水，保持导尿管引流通畅。万一尿管因血块、碎石堵塞造成尿液引流不畅时，需要及时行尿管冲洗使之通畅。如果尿管冲洗仍不能使之通畅，可更换新的导尿管。

行经皮肾镜手术的患者，通常术后留置手术侧肾脏的肾造瘘管。术后肾造瘘管需要先行夹闭数小时以利止血，再根据血尿情况决定造瘘管开放引流的具体时机。肾造瘘管需要妥善固定，避免牵拉导致造瘘管脱出而造成严重后果。

并发症观察：任何手术都有发生术后并发症的可能。肉眼血尿是泌尿系统结石腔内手术后最常见的现象，需要及时观察引流尿液的颜色。轻微的肉眼血尿不需要特殊处理，患者自身的凝血功能可使少量的尿路上皮出血自行停止。严重的肉眼血尿或血尿逐步加重，需要在保证尿液引流通畅的前提下，分析血尿原因，进行必要的及时处理。

有些患者在术后会出现恶心、呕吐。首先要明确患者血压、心率是否正常，电解质有无紊乱。如果生命体征平稳，电解质正常，多数情况下是麻醉药物的胃肠道反应，对症处理即可。行经皮肾镜手术的患者注意观察腰部经皮肾通道的伤口，少量渗血、尿液污染敷料时及时更换敷料；要做好引流管护理，妥善固定，长短适宜，方便患者在床上翻身，位置必须低于切口处。

膀胱痉挛：留置尿管的患者在尿管引流不畅时容易出现膀胱痉挛。若出现下腹部阵发性疼痛、尿液经尿管周边溢出时需要考虑发生膀胱痉挛，首先要检查尿管引流是否通畅，多数情况下尿管引流通畅后膀胱痉挛即可自行消失。尿管引流通畅仍存在膀胱痉挛，可能为尿管刺激尿路黏膜导致，可对症处理，解除痉挛。

保持大便通畅，避免增加腹压及便秘的发生。老年患者要做好基础护理和生活护理，预防褥疮及心肺并发症的发生。

上尿路结石切开取石术后如何护理？

一般护理：手术后一般去枕平卧6小时，6小时后可垫高头部，待血压平稳后可改半卧位以保证引流。保持氧气管，扁平管，导尿管的通畅和固定。密切注意生命体征的变化情况，观察敷料是否干燥。

专科护理：

出血：术中止血不彻底以及术后感染等都可以导致出血。术后患者过早活动或者活动量过大也可导致出血。出血的观察：扁平管的引流情况，引流液的颜色和量直接反映了出血量的多少，同时可以观察导尿管和患者排尿颜色，监测血压、心率和血常规。及时止血，抗感染治疗。并嘱咐患者绝对卧床休息。对于保守治疗无效的大出血要及时手术探查。

感染：患者可以突发体温升高，伴有寒颤，心率加快。伤口分泌脓性分泌物或者引流管中出现浑浊液体，尿液中白细胞增加，可伴有患侧腰痛。此时应该及时更换敷料，保持引流管通畅，并对引流液或尿液做细菌培养，加强抗生素的使用，保证输液量，防止感染性休克的发生。

尿漏：术后一般肾周引流管的量会逐渐减少，若术后引流液持续增多，且颜色接近尿色时，应怀疑漏尿可能。此时应该保持引流管的通畅，防止输尿管反流，严重时应该复查KUB或CT片明确输尿管支架管的位置是否正确，必要时可膀胱镜或输尿管镜下再次留置输尿管支架管或再次手术探查。对于女性患者当告知有尿失禁时更要考虑到输尿管支架管脱落或下滑可能，此时最好复查KUB，然后根据情况回纳或拔出输尿管支架管。

其他还包括提醒患者术后定期复查B超，KUB 等，术后勿忘拔出输尿管支架管等。

结石手术后留置的导尿管怎样护理?

（1）多饮水。

（2）保持导尿管通畅，勿折曲挤压尿管，引起尿液引流不畅，若导尿管阻塞，及时进行无菌冲洗。需要更换导尿管，注意无菌操作。

（3）注意导尿管的清洁卫生，进行2次/日的会阴护理。

（4）站立行走导尿管引流袋的位置不要高于耻骨联合平面。

（5）防止导尿管脱落，目前导尿管多为球囊膀胱内固定导尿管，但少数情况球囊可能破损。

（6）留置导尿患者要进行宣教，切勿自行拔除导尿管，否则发生尿道黏膜剥脱，导致大出血等并发症。处理导尿管事宜应前往医院，请专业医生进行。

上尿路结石术后肾脏造瘘管如何护理?

上尿路结石术后患者常规留置肾造瘘管，给予充分引流能降低术后肾盂内压力的升高，可以有效降低感染等并发症的发生，因此，要做好留置管道的护理，保持引流管的通畅，定时挤压引流管，防止血凝块，碎石堵塞管腔，以保证尿液的引流通畅和碎石的排出，保持肾内低压状态。

（1）患者回病房时，及时向护送的护士及麻醉师或手术医生初步了解手术情况，明确患者所需体位，造瘘管夹闭时间，是否需吸氧、心电监护和加快输液等，并做好相应的准备工作。

（2）有效固定防止造瘘管脱落，因扩张的肾盂和输尿管上段，对造瘘管支撑较少，故易脱出，引流管脱出后很难返回原通道，为防止此情况的发生，除术中缝线固定确切外，指导患者妥善固定肾造瘘管，避免用力牵拉，避免在翻身或活动时将引流管挣脱。下床活动时拿好引流袋并低于造瘘口，以防尿液反流，引流袋应每天更换1次，造瘘管口定期消毒，防止肾造瘘管逆行感染。

（3）术后严密观察生命体征，注意观察肾造瘘管内引流液的量、颜色、性质，并做好记录，一般患者术后肾造瘘管夹闭1~2h，可起到较好的止血作用，若血凝块堵塞肾造瘘管但患者无特殊不适，如腰胀腰痛加剧或造瘘管周围渗液增多等，可不必冲洗造瘘管，血块可在1~2天自行溶解，尿液可得到正常引流。

（4）若患者常感觉肾区疼痛不适且血尿加深，可能造瘘管插入过深，可根据术后X线片，将造瘘管拔出至合适长度，使症状减轻或消失。

（5）对造瘘口进行护理，敷盖造瘘口的敷料应保持清洁、干燥，如有污染、渗透应及时更换。

（6）肾造瘘管一般放置3~5天，拔管前24h将其夹闭，若无不适可拔管，如有肾区胀痛可放开夹闭3~4h再行夹闭，若拔管后造瘘口有尿液流出可嘱患者俯卧，并更换敷料。

（7）加强健康指导，嘱患者勿过早，过剧活动，待引流管颜色转清再逐渐开始活动，若活动后引流管颜色转为鲜红色，则应继续卧床休息；由于肾造瘘管不仅具有止血，引流作用，对预防肾周围血肿，尿性囊肿等并发症，尤其对于结石一次未取净还需经原肾造瘘口行二期手术取石的患者具有重要意义。

输尿管支架管在留置期间内如何做好自我护理？

输尿管支架管是在输尿管结石、输尿管狭窄或者经皮肾镜碎石术后留置于输尿管腔内的中空软性引流管，肾盂和膀胱经其相通，由于输尿管支架管分别两端盘曲成"J"字样，故临床上又称为双"J"管或D-J管，由于D-J管为中空结构，故肾盂的尿液可通过管道中央及管道与输尿管黏膜的间隙引流至膀胱，可以有效地预防结石下行堵塞输尿管或者输尿管黏膜术后水肿引起的输尿管梗阻，D-J管一般于留置1个月后拔除，若是输尿管狭窄切除再吻合的的手术则一般留置3个月，也有用于长期留置的半年及一年管。由于支架管留置期间患者大多已出院休养，甚至已正常上班，身边已没有医护人员照看，所以，做好支架管的自我护理尤为重要，稍不注意就会给自己带来很多麻烦，下面就从几个方面谈谈输尿管支架管留置期间自我护理时的注意点。

首先，支架管留置期间应避免剧烈活动，尤其是大幅度、猛烈的弯腰动作或者是垂直上下的跳动，以免支架管移位、断裂和损伤输尿管、膀胱黏膜及肾盂的黏膜，在留置期间出现血尿、腰部钝痛以及轻度的尿频大多属正常现象，是由于支架管刺激尿路的黏膜与神经反射引起，若血尿严重且持续时间较长、疼痛难忍或尿频尿急症状不能控制，则应该及时至医院就诊，做进一步检查。

其次，在留置期间，应大量饮水，饮水量以每日尿量达2L以上为宜，因为增加尿量不仅可以促进残留的结石下行，而且可以起到冲洗支架管的作用，减少因支架管而产生的继发感染，同时，由于大量饮水导致的尿量增多，排尿次数也会增多，在这段时间，一定要切记不要过度憋尿，一有尿意应即刻排尿，或在短时间内排尿，排尿时最好不要加压用力，姿势最好是立位，这样做是为了防止膀胱的尿液逆行至肾脏，引起肾盂内细菌的逆行感染。同时，应避免腹压过高的动作，不要用力咳嗽，避免重体力劳动，并保持大便通畅。

第三，患者在出院后支架管留置期间也应注意自身的症状，如前述，轻微的血尿、腰痛及尿频尿急属正常现象，但若是上述症状加重，经休息和口服抗生素后症状没有明显改善，甚至于部分患者出现发热、少尿时，应引起重视，并立即至医院急诊就诊，做进一步的检查，如血尿常规、肾功能、KUB平片等，若感染较重，应予以静脉抗生素治疗，待血尿常规正常后方可停药，同时应密切监测肾功能。若支架管位置发生改变，但引流仍通畅时，可适当提前拔管时间，若位置不佳且导致输尿管梗阻积水，必要时可行急诊手术拔除支架管。

若没有上述相关症状时，患者也应定期至门诊复查，以监测肾功能、上尿路积水改善情况，决定拔除支架管时间。

输尿管支架管留置后有哪些临床症状？该如何处理？

输尿管支架管（简称"双J管"）已经成为泌尿外科不可缺少的一部分，被广泛应用于临床，包括①开放手术后，如输尿管切开取石术、肾盂成形术、输尿管膀胱再植术；②良性或恶性梗阻导致肾积水；③输尿管损伤；④输尿管结石急性发作引起的顽固性肾绞痛；⑤妊娠后肾积水，妊娠后肾绞痛；⑥腔内碎石取石术后等。留置输尿管支架管的目的是保持上尿路引流通畅，解除梗阻，减少腰背部疼痛，减少感染，预防输尿管狭窄，有利于碎石的排出。理想的输尿管支架管应该具有良好的生物相容性，不会引起周围组织反应以及不被周围组织改变性质，不透X线的特性，能够减轻腔内及腔外的梗阻，不结垢及感染，不易引起患者的不适。虽然现在制作工艺，材料选择不断改进，但是在临床上有很多患者留置输尿管支架管后出现尿频、尿急、尿痛、夜尿增多、尿不尽感；肉眼血尿；侧腹及耻骨上不适；排尿时出现腰背部疼痛；发热、急性肾盂肾炎等。长期留置输尿管支架管后出现支架管移位、支架管断裂、支架管结垢、结石形成、肾积水、肾功能损害等。

（1）膀胱刺激征：有报道称放置输尿管支架管后78%患者出现尿路刺激症状，包括尿频、尿急、夜尿增多、尿不尽感等症状，尿失禁。可能为膀胱内双J管过长、过硬或双J管放置位置不当刺激膀胱三角区所致。这时需要医护人员向患者说明原因，消除其顾虑，可通过听音乐、深呼吸、改变体位等以分散注意力，使患者精神放松，减轻心理负担；嘱患者多饮水，适当活动，调整双J管的位置。症状明显者可给予解痉治疗，也可以使用α受体阻滞剂（如坦索罗辛、多沙唑嗪等）来缓解症状，必要时可通过膀胱镜调整双J管的位置，治疗结束后及时取出双J管。有部分患者放置双J管后出现尿失禁症状，其中一部分为双J管刺激膀胱导致的急迫性尿失禁症状，另外一部分为双J管末端越过了尿道括约肌水平导致的尿液漏出，需要及时调整双J管的位置。

（2）排尿时腰背部酸胀不适：约30%的患者会出现排尿时腰背部酸胀不适症状。这是什么原因呢？正常情况下，当膀胱内压力升高时（膀胱充盈或排尿时）输尿管膀胱连接处（VUJ）收缩关闭，尿液不会出现反流。当输尿管内留置支架管后，肾盂和膀胱在尿动力学上成为一体，输尿管膀胱连接处的抗反流机制消失。研究发现对留置支架管的患者行经尿道膀胱造影，观察膀胱充盈及自然排尿时反流情况，充盈期出现反流者为63%，排尿期出现反流者为80%，并且充盈期的反流大多仅至输尿管下段，排尿期大多反流至肾盂肾盏。留置支架管后，肾盂和膀胱在尿动力学上成为一体，膀胱内压力的变化可以直接反应至肾盂内。排尿时膀胱压力明显升高，可造成膀胱内尿液反流明显。留置输尿管支架管后，排尿时出现明显的腰背部疼痛，与肾盂压力显著升高相关。输尿管结石在治疗后留置支架管，排尿时膀胱内的尿液反流至输尿管及肾盂内，导致肾盂压力明显升高，从而导致排尿期肾区酸痛。为此，术后可以适当留置导尿管持续导尿；鼓励患者站立位排尿，避免加压排尿；同时多吃蔬菜水果，以保持大便通畅；如咳嗽、便秘一时难以控制或需较长时间卧床，则应适当导尿或积极抗感染治疗，治疗结束后及时取出双J管。

（3）血尿：主要是置双J管后因异物刺激输尿管及膀胱黏膜充血、水肿，活动时在双J管的刺激下导致血尿的发生，表明尿路上皮的不可避免的擦伤存在。术后我们要观察患者首次尿液颜色，动态观察尿液的颜色及尿量。轻微的肉眼血尿无需特殊治疗，鼓励其多饮水，让患者注意休息。同时向患者及家属解释出现血尿的相关因素，使其能够科学地认识，解除紧张心理。若有严重血尿，要及时到医院就诊，行输液、抗感染、止血治疗，必要时也需要提前拔除双J管。

（4）感染、结垢和结石形成：为预防泌尿系统感染，术后应多饮水，每天饮水2000~3000ml，以达到尿路自洁的作用；养成良好的卫生习惯，每天清洗会阴，更换内裤，保持会阴部的清洁干燥；口服抗生素，尤其对女性患者在留管期间，建议维持服用小剂量的抗生素。另外注意加强饮水的两个时段，第一时段为晚上睡觉前饮水约300ml，夜间排尿后继续饮水200ml，第二时段为清晨起床后空腹饮水300ml；合理搭配膳食，多吃素食，每日摄入150g肉类为宜，过多可增加尿钙的排出和尿酸的水平，少吃菠菜、豆制品、竹笋、可可等含草酸较高的食品；不酗酒，不饮大量浓茶，少饮含糖的饮料。预防双J管结垢与结石形成的方法是增加水分的摄入量，酸化小便，必要时预防性服用抗生素，定期X线复查，及时换管与拔管。通常认为置管时间以2~4周为宜，一般不超过3个月，置管时间过长（3个月以上）可致输尿管黏膜充血、水肿、上皮细胞增生或萎缩、黏膜溃疡等。所有患者需带管出院，因此出院时特别要交代患者按医嘱返院检查和按时拔除双J管，以免造成严重并发症。有肾积水及肾功能不全者应定期复查肾功能。

术后常规定期行B超、X线尿路平片检查了解有无结石复发。若有腰痛及发热症状,应及时到医院就诊,行抗感染治疗。

支架移位;一般很少发生。输尿管蠕动减弱或消失,而膀胱受双J管刺激发生痉挛,频繁收缩上推双J管缩入输尿管;导管的弯曲度和弹性欠理想,导管质量差;双J管长度选择不当;呼吸与活动对支架管的移位可能也有关。应加强健康教育,指导患者出院后的生活、起居、饮食及活动,不进行四肢、腰部同时伸展动作,不进行突然的下蹲动作及参加重体力劳动与剧烈运动,防止双J管上下移动或滑脱。当双J管末端上移至输尿管内,术后需要通过输尿管镜下拔除双J管。当发现双J管脱出后,及时复查尿路平片了解双J管的确切位置,如治疗结束可拔除,必要时需要在膀胱镜下逆行插入双J管。

总之,应用双J管作内支架行内引流,保持上尿路引流通畅,解除梗阻,减少腰背部疼痛,减少感染,预防输尿管狭窄,患者耐受良好,且操作简单。虽然有上述不适症状,但随着技术的不断完善和生产工艺的不断改进,一定能使上述不适症状的发生减到最低。

结石手术以后还需要定期复查吗?

结石的复发率非常之高,有学者做过流行病学统计,我国上尿路结石其10年的复发率约有50%。有一部分的尿路结石由于临床症状与体征表现不明显,常常容易被患者忽视,从而在不知不觉中慢慢的引起巨大不可逆转的肾盂积水影响肾功能。

肾结石患者在结石排出后必须定期进行复查,这主要是因为:①对绝大多数肾结石患者来说,排出结石后,造成结石形成的因素并未解决,结石还可能复发,②除了在手术时明确结石已经取净外,无论采用什么方法碎石,体内都可能残留一些大小不等的结石碎片,这些结石碎片就可能成为以后结石复发的核心。③定期复查:我们需要同时观察肾脏积水的恢复情况。如果肾积水越来越重，我们要进一步检查找寻原因，例如是不是有输尿管狭窄的发生等。

结石手术后多长时间可以过性生活？

因结石部位的不同而手术方式及相应的术后恢复情况而异。经尿道手术后一段时间内通常会存在尿道黏膜的炎症现象，原则上等局部炎症消退后性生活较为适宜。

对于单纯的输尿管结石而言，经尿道输尿管镜钬激光碎石术后恢复快，如果不留置双J管，术后短期内（1周左右）尿道黏膜炎症消退后即可进行性生活；如果碎石后输尿管内留置了双J管，根据双J管的留置时间而异，通常等到拔管后1周左右可以考虑性生活。

对于肾结石而言，如果行输尿管软镜碎石术后，也要等到拔除双J管1周后再行性生活为宜。对于经皮肾镜碎石手术而言，一般术后2~4周左右拔除双J管，然后再过1周以上行性生活较为安全。

当然，应根据患者自身的个人体质、手术的复杂程度及有无其他合并症征求主诊医生后再行性生活为宜。